Entspannung lernen und lehren

Peter Bödeker

Mehr vom Autor unter
www.boedeker.de

Entspannung lernen und lehren

Übungen, Hintergründe, Vorlagen, Audio-MP3

Ihr Reiseführer durch die Welt der Entspannungstechniken – von der 10-Minuten-Kurzentspannung bis zur Meditation.

Peter Bödeker

Wichtiger Hinweis
Alle Informationen und Hintergründe sind sorgfältig recherchiert und bieten nach allen Erfahrungen des Autors und vieler weiterer Quellen positiven Nutzen für den Übenden. Jedoch stellen die folgenden Seiten keine ärztliche Beratung dar oder wollen diese ersetzen. Im Gegenteil: Sollten Sie an starken psychischen Problemen leiden, konsultieren Sie bitte vor Durchführung der Übungen einen entsprechenden Facharzt.
Bitte verwenden Sie die Übungsvorlagen und Audiodateien nur für den eigenen Gebrauch bzw. nur für den eigenen Unterricht. Vielen Dank.

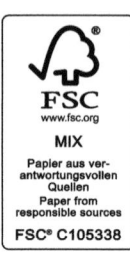

Bibliografische Information der
Deutschen Nationalbibliothek:
Die Deutsche Nationalbibliothek verzeichnet diese Publikation in der
Deutschen Nationalbibliografie; detaillierte bibliografische Daten sind im
Internet über http://dnb.dnb.de abrufbar.

Tontechnik Johannes Baum, Lektorat Markus Riebandt

© 2014 Peter Bödeker

Herstellung und Verlag: BoD
Books on Demand, Norderstedt

ISBN: 978-3-73473-065-8

INHALTSVERZEICHNIS

1. Was Sie erwarten dürfen _____ 7
   - 1.1 Eine erste Übung _____ 9
2. Stress versus Entspannung _____ 12
   - 2.1 Momos Welt in unserem Leben _____ 12
   - 2.2 Was ist Stress? _____ 13
   - 2.3 Krankheiten durch Stress _____ 16
   - 2.4 Guter versus schlechter Stress _____ 19
   - 2.5 Meine Stressbewertung _____ 20
   - 2.6 Geisteszustände im Yoga _____ 23
   - 2.7 Positive Effekte von Entspannung _____ 24
   - 2.8 Ich bin individuell _____ 29
3. Der hilfreiche Rahmen _____ 31
   - 3.1 Pfade zu einem entspannteren Leben _____ 31
   - 3.2 Achtsamkeit als Lebensprinzip _____ 41
   - 3.3 Ganzheitlich sein und handeln _____ 42
   - 3.4 Bewegung und Co. _____ 43
   - 3.5 Den eigenen Weg finden _____ 44
4. Die Übungen _____ 46
   - 4.1 Ein Wort zur Mahnung _____ 48
   - 4.2 Progressive Muskelentspannung _____ 49

4.3	10-Minuten-Kurzentspannung	58
4.4	Autogenes Training	60
4.5	Atembeobachtung	70
4.6	Körperreise oder Body Scan	72
4.7	Yogische Tiefenentspannung/Yoga Nidra	75
4.8	Meditation	80
5.	***Fortgeschrittenes Üben***	***89***
5.1	Hänger beim Üben	90
5.2	Entspannter im Alltag	92
6.	***Anhang***	***96***
6.1	Sprechanleitung zur Grundübung	96
6.2	Sprechanleitung zur progressiven Muskelentspannung	101
6.3	Sprechanleitung zur 10-Minuten-Kurzentspannung	107
6.4	Sprechanleitung zum autogenen Training	110
6.5	Sprechanleitung zur Atembeobachtung	114
6.6	Sprechanleitung zur Körperreise	116
6.7	Sprechanleitung zur yogischen Tiefenentspannung/Yoga Nidra	123
6.8	Sprechanleitung zur Meditation	128

1. Was Sie erwarten dürfen

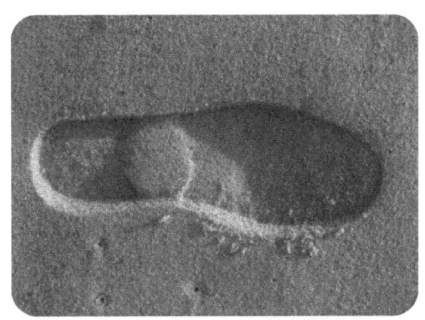

- ॐॐॐ -

Jedem Anfang wohnt ein Zauber inne, der uns beschützt und der uns hilft zu leben.
Hermann Hesse, 1877 - 1962

- ॐॐॐ -

Fühlen Sie sich öfters müde und abgeschlafft? Mangelt es Ihnen an Konzentration? Ist Ihr Kopf voll, überfüllt von Gedanken? Fällt es Ihnen schwer, Entscheidungen zu treffen? Sehnen Sie sich nach mehr Klarheit und Freude für Ihr Leben?

Dann halten Sie die Karte zu einem Schatz in Ihren Händen. Einem Schatz in Ihrem Geist, der nur darauf wartet, geborgen zu werden. Das Ziel Ihrer Schatzsuche liegt darin, dass Sie inneren Frieden und damit Glücksgefühle, Klarheit und Stärke in Ihr Leben zurückholen. Wie Sie diesen Schatz heben können? Das lesen Sie auf den kommenden Seiten.

Wir beginnen unsere Entdeckungsreise mit der Zusammenstellung der Expeditionsausrüstung - dem notwendigen Hintergrundwissen zu Stress und Entspannung. Dann geht es rasch in die Praxis. Sie erhalten zu allen Entspannungstechniken die jeweils passende Audiodatei, welche Sie beim Erlernen und Durchführen der Entspannungsübungen und Meditationen anleitet.

Eines habe ich im Laufe der Jahre immer wieder erfahren und viele Dozenten von Entspannungskursen bestätigen diese Erkenntnis: Es gibt nicht die Methode, die für jeden ideal geeignet ist. Stattdessen gilt es, den eigenen Weg zu finden, die für mich momentan segensreichste Übung zu entdecken und dadurch auf individuelle Art und Weise mehr Gelassenheit und Glück in mein Leben zu ziehen. Zudem sollte ich offen für Veränderungen bleiben, denn was heute so gar nicht nach meinem Geschmack ist, kann sich in einigen Monaten als eine traumhafte Entspannungsübung erweisen.

Ihre Achtsamkeit spielt dabei die entscheidende Rolle. Zu erkennen: Hier gerate ich in Stress, da liegt eine Ursache. Nachspüren: Welche Gefühle und/oder körperlichen Reaktionen löst dieses Problem bei mir aus? Wie reagiere ich? Was passiert, wenn ich eine der vorgestellten Übungen durchführe? Wie lange bleibe ich danach zufrieden und voller Glück?

Dieses Buch will:
- Ihnen das notwendige Wissen vermitteln,
- eine Auswahl erprobter Techniken an die Hand geben,
- mögliche Vorgehensweisen für den Alltag aufzeigen,
- einfaches Lernen ermöglichen und
- für Lehrende wertvolle Hilfen zur Verfügung stellen.

Keine Zeit zum Üben?
Meinen Sie, es mangelt Ihnen an Zeit für Ihre Entspannungstechnik? Lassen Sie sich überraschen, eventuell ist es genau umgekehrt. So berichten viele Übende, dass die Entspannungsübungen ihnen Zeit schenken, da sie die täglichen Aufgaben freudvoller und konzentrierter angehen.

Es ist aber wie so oft im Leben: Bergen müssen Sie Ihren Schatz selbst. Keine Theorie nutzt ohne Praxis. Üben Sie also. In der Anfangszeit, beim Erlernen der Entspannungs- und Meditationsmethoden, ist Disziplin notwendig – am Ende des Buches wird vieles leichter.

Keine Angst, nach jeder Übungsrunde werden Sie mit zutiefst angenehmen Empfindungen beschenkt. Es lohnt sich, dranzubleiben – Sie können Ihr Leben lang von diesem Schatz zehren und er wird nicht kleiner werden.

Schön, dass Sie starten!

Ihr

Peter Bödeker

1.1 Eine erste Übung

Das Wissen um die richtigen Zusammenhänge erleichtert vieles, verhindert Fehler und kann das Leben stark vereinfachen. Darum geht es gleich weiter mit Erkenntnissen aus Forschung und Lehre, welche das eigene Leben in Bezug auf Entspannung und damit auch Lebensfreude bereichern. Doch viel wichtiger ist die Praxis. Darum beginnen wir gleich mit einer praktischen Übung:

Grundübung

Im Folgenden erhalten Sie die Übungsanweisung zu Ihrer ersten Entspannungsübung. Diese Übung sollten Sie bis zum Beginn der ersten Hauptübung in Kapitel 4 jeden Tag durchführen. Wie der Name Grundübung andeutet, lernen Sie im weiteren Verlauf des Buches noch tiefer gehende Übungsabläufe kennen. Die Grundübung ist aber bereits so aufgebaut, dass wesentliche Elemente der kommenden Entspannungstechniken integriert wurden und diese damit auch längerfristig immer wieder geübt werden kann. Hören Sie später einfach auf Ihr Gefühl, ob Sie zwischendurch einmal die Grundübung einschieben möchten.

Ablauf der Übung
1. Legen Sie sich auf den Boden, eine Matte, einen Teppich oder auch auf das Bett. Sie sollten sich behaglich wohl in dieser Position fühlen, aber nicht einschlafen. Die Füße liegen etwas auseinander und fallen locker nach außen. Die Arme ruhen mit ein wenig Abstand vom Körper mit den Handflächen nach oben auf der Unterlage. Sorgen Sie dafür, dass Ihnen warm ist. Im Zweifel hüllen Sie sich in eine Decke. Ihre Kleidung sollte nirgends drücken oder einengen.
2. Schließen Sie die Augen. Nur wenn Sie während der Übung ständig zum Einschlafen neigen, sollten Sie versuchen, die Übung mit offenen Augen durchzuführen. Entspannen Sie Ihre Augen.
3. Spannen Sie nacheinander die großen Muskelgruppen Ihres Körpers stark an und beobachten Sie anschließend deren tiefe Entspannung. Beginnen Sie mit den Beinen, gehen Sie weiter zum Becken, zu Brust und Rücken, den Armen bis zum Gesicht.
4. Anschließend wandern Sie im Geist durch Ihren Körper und sagen sich innerlich jeweils 3-mal eine Entspannungsformel: Mein ... (z.B. rechtes Bein) ist vollkommen entspannt. Gleiten Sie mit Ihrer Acht-

samkeit von den Zehen bis zum Scheitel Ihres Kopfes durch den Körper.
5. Zählen Sie Ihre Atemzüge von 18 bis 1 herunter. Konzentrieren Sie sich dabei auf den Atemvorgang.
6. Die Grundübung ist damit beendet. Wenn Sie wieder aufstehen möchten, fangen Sie langsam an, sich zu bewegen. Strecken Sie sich, atmen Sie bewusst in den Körper hinein und kommen Sie dann über eine Seite wieder hoch.

Anleitungen und MP3-Übungsdatei

Wie versprochen finden Sie die Audiodatei der Grundübung zum Anhören und weitere Hilfen (kostenlos, im Buchpreis enthalten) zum Download unter boedeker.de/go-93.

- Die Anleitung als MP3-Datei zum einfachen Üben - einfach herunterladen und mit MP3-Player, Tablet, Kindle, Handy oder Computer anhören. Die MP3-Datei ist in eine CD-Version umwandelbar.
- Eine ausführliche Anleitung mit Einzelschritten zum Ausdruck als PDF.
- Die gleiche Anleitung als Word-Version (z.B. für Lehrer, die Ihr eigenes Logo darin integrieren möchten).

Im Anhang des Buches finden Sie ebenfalls die ausführliche Anleitung zum Vorsprechen der einzelnen Übungsschritte der Grundübung.

Zur Audiodatei

Sie erhalten unter obigem Link die Audiodatei dieser Grundübung. Diese liegt im MP3-Format vor. Die MP3-Datei ist wesentlich kleiner als eine größere CD-Version, kann dafür aber auf älteren CD-Spielern nicht abgespielt werden. Sie können mit vielen Brennprogrammen (gratis) aus einer MP3-Datei eine normale Audio-CD erstellen. Die Anleitung dazu finden Sie unter folgendem Link: boedeker.de/go-89.

Zur Entspannung

Wichtig ist, dass Sie während der Übung intensiv in die Entspannung hineinspüren. Versuchen Sie, von Übungstag zu Übungstag bewusst ohne Erwartung in diese Entspannungserfahrung einzutreten. Seien Sie einfach nur achtsam für das, was passiert.

Zur Routine

Manche Menschen erleben nach einer euphorischen Anfangszeit des Übens eine Abnahme der Wirksamkeit Ihrer Entspannungsübungen. Grund hierfür ist oft die Routine, die beim Üben einkehrt. Der Übende ist dann nicht mehr richtig bei der Sache, vollzieht die Übungsschritte mechanisch und denkt schon währenddessen an die Tätigkeiten nach der Entspannungsübung. Führen Sie sich immer vor Augen, dass die Übungen nur so gut wirken, wie Sie Ihre Energie in Form von Aufmerksamkeit und Wachheit hineingeben. So können diese Routineeffekte vermieden werden.

Zur Anspannung

Die Muskel-Anspannungsphasen während der Übung sollten einen deutlichen Effekt bewirken und entsprechend stark ausgeführt werden. Hüten Sie sich aber auch hier vor Übertreibung, Ihre Anspannungsbemühung sollte nicht zu Schmerzen führen!

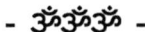

Nicht die Dinge an sich beunruhigen den Menschen, sondern seine Sicht der Dinge.
Epiktet, griechischer Philosoph, 50 – ca. 138

2. Stress versus Entspannung

- ૐૐૐ -

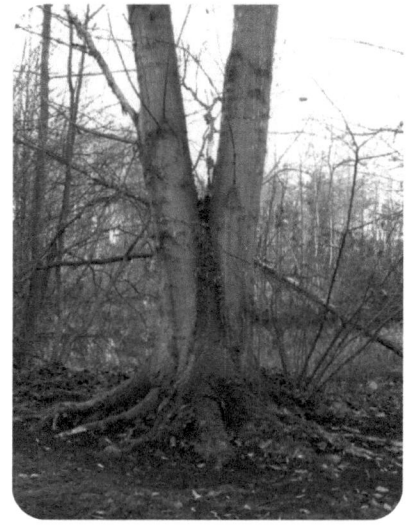

Die schönsten Erinnerungen sind stets Erlebnisse, für die man sich Zeit genommen hat. Ich weiß genau, dass ich immer durchs Leben gehetzt bin, zu viel Ungeduld und Rastlosigkeit im Gepäck gehabt, zu viele Chancen verpasst, zu viele wertvolle Menschen im aufgewirbelten Staub übersehen habe.
Charles Kuralt, US-amerikanischer Nachrichtenkorrespondent, 1934 - 1997

- ૐૐૐ -

Nun aber zum versprochenen Backgroundwissen. Schließlich wollen Sie bei der Hebung Ihres inneren Schatzes keine Umwege gehen. Hier erfahren Sie, wie Sie die optimalen Bedingungen für Ihre Schatzsuche schaffen, und wie Sie möglichen Stolperfallen geschickt ausweichen. Fangen wir mit der weitverbreiteten Kuriosität »Getriebenheit« an.

2.1 Momos Welt in unserem Leben

Viele von uns empfinden folgendermaßen: Die Zeit rinnt durch die Finger. Nie sind wir fertig, können uns entspannt zurücklegen, kommt das Gefühl auf, alles Notwendige getan zu haben. Man könnte ein Buch alleine über die Symptome dieses Phänomens schreiben. Freitags denken viele: »War nicht eben noch Montag?« Das Wochenende war viel zu kurz und Sonntagnachmittag/-abend denken sie mit flauen Vorahnungen an die kommende Woche. Manch einen überkommt gar jedes Mal eine mittelschwere Depression. Am Anfang der neuen Arbeitswoche, zurück am Arbeitsplatz, fühlt man sich von der Vielfalt der Anforderungen und Aufgaben erschlagen und bringt es dadurch kaum über sich, mit überhaupt irgendetwas anzufangen. Und, ehe man sich versieht, ist schon wieder Freitag ...

Oder kennen Sie das folgende Phänomen? Wenn Sie sich endlich einmal Zeit freigeschaufelt haben und diese für etwas Schönes nutzen wollen, taucht sofort der Mahner in Ihrem Hinterkopf auf: »Du könntest noch, du müsstest doch ...« und will Sie zu einer weiteren - ach so notwendigen - Tätigkeit drängen.

Dieser Mangel an Muße ist nicht auf die Arbeitswelt beschränkt. Schauen Sie nur auf die heutige Kinderwelt: Die Kleinen werden von Termin zu Termin kutschiert, die fürsorglichen Eltern wollen ihren Sprösslingen ja etwas »gönnen«, der Nachwuchs soll in seiner Entwicklung so gut wie möglich »gefördert« werden. Schließlich muss dieser in Zukunft gut aufgestellt sein, im Vergleich zu den menschlichen Mitbewerbern (eigentlich Mit-Menschen, oder?) ...

Und geht es Ihnen bisweilen auch so: Wenn eine private Verabredung am Abend nicht zustande kommt, weil der andere absagt – fühlen Sie dabei, Hand aufs Herz, Erleichterung? Sie beteuern natürlich, wie schade Sie die Absage finden, sind aber im Grunde genommen froh. Denn selbst das schönste Treffen bringt psychische Belastung, wenn der eigene Akku leer ist.

Wie gesagt, man könnte noch viel mehr zu diesen Symptomen schreiben, meist werden diese unter dem Oberbegriff »Stress« zusammengefasst. Wir werden nun zum einen die hierfür verantwortlichen Ursachen gemeinsam herausfinden (die bei jedem ein wenig unterschiedlich sind) und Strategien entwickeln, die Ihr Leben lebenswerter, aber auch sinnlicher und erfolgreicher machen. Doch keine Angst, Hauptthema dieses Buches bleibt das Erlernen von Entspannungstechniken und Meditation. Aber wir wollen Ihren Übungsbemühungen ja einen fruchtbaren Boden schaffen. Wer weiß, vielleicht wird Ihr Leben durch diese Vorgehensweisen schon so entspannt, dass Sie auf die Übungen verzichten können :-).

2.2 Was ist Stress?

Viele von uns erleiden Stress aufgrund von Faktoren, die (oft nur scheinbar) notwendig sind, zum Beispiel in Beruf, Schule oder Studium. Andere geraten unter Stress, weil Sie sich immer wieder etwas Neues vornehmen und sich diesem dann verpflichtet fühlen. Diese Umtriebigkeit erklärt sich dadurch, dass unser Geist, so wir ihn ungebändigt gewähren lassen, stets auf der Suche ist nach Dingen, die angenehm sind, Sicherheit bringen oder Schlechtes vermeiden helfen. So füllen sich unsere Tage mit Aktivitäten, Terminen und daraus folgendem Druck. Im Endergebnis können wir viele Tätigkeiten nicht mehr genießen.

- ॐॐॐ -

Gönne dir einen Augenblick der Ruhe und du begreifst, wie närrisch du herumgehastet bist. Lerne zu schweigen und du merkst, dass du viel zu viel geredet hast. Sei gütig und du siehst ein, dass dein Urteil über andere allzu hart war.
Tschen Tschiju

- ॐॐॐ -

Der Begriff Stress wurde in den 50er-Jahren des vorigen Jahrhunderts geprägt. Damals fanden Beobachtungen an Tieren statt, die unter ungewöhnlich anstrengenden Bedingungen lebten, künstlichem Stress ausgesetzt wurden (Hitze, Kälte, unangenehme Umgebungen) oder die verletzt waren. Registriert wurden die physiologischen Veränderungen an den Tieren aufgrund dieser widrigen Umstände. Es wurden die Ausdrücke Stressfaktor, dies ist der auslösende Reiz oder Kontext, und Stress, als die Reaktion des Tieres/Menschen auf diese Stressfaktoren, definiert. Stress ist also streng genommen nur die jeweilige Antwort des Organismus auf äußeren oder inneren Druck bzw. Anspannung.

Stress als Echo auf das Geschehen
Diese Reaktion des Körpers kann als Adaption (Anpassung) an den stressauslösenden Faktor gedeutet werden. Anpassung ist notwendig und evolutionär sinnvoll, da der Körper versucht, mit den neuen Bedingungen umzugehen. Leider werden bei diesen Reaktionen oft Krankheiten ausgelöst, wie viele stressspezifische oder durch Stress unterstützte Krankheitsbilder leidlich belegen.

Stressfaktoren
Alle (Aussen-)Reize, die zu negativen körperlichen oder geistigen Reaktionen führen, sind auch negative Stressfaktoren. Grundsätzlich ist es so, dass Stressfaktoren zum Leben dazugehören. Sie sind existent und von daher zu akzeptieren. Aber man kann den Umgang mit diesen negativen Faktoren deutlich erleichtern. Schon allein das Akzeptieren, dass viele

Phänomene nur als zweiseitige Erscheinungen zu haben sind, wird oft als Erleichterung empfunden: Freude und Leid, Gesundheit und Krankheit, Zeiten der Ruhe und Zeiten der Aktivität. In aller, aller Regel überwiegen die positiven Umstände bei Weitem, wir bewerten die negativen bloß höher.

Zumeist existieren vermeintliche Gefahren nur in unserer Einbildung, aber dieser Stress ist in seinen Auswirkungen genauso real für uns wie jeder andere, greifbarere Stressfaktor. Andererseits hat Stress oft mit Kontrolle zu tun, bzw. mit dem Fehlen von dieser. Da sind zum Beispiel die Launen des Chefs oder die der Kollegen, die hochnäsige Tonart des Kunden usw. Es ist hier wie mit dem Wetter: Wir sind nicht in der Lage, es zu kontrollieren, wir können jedoch lernen, damit umzugehen. Insbesondere bei rauer (Lebens-)See profitieren wir dann davon :-).

2.3 Krankheiten durch Stress

Du kannst nicht verhindern, dass die Vögel der Sorge über Dich fliegen, du kannst aber verhindern, dass Sie Nester in Deinen Haaren bauen.
Aus China

- ॐॐॐ -

Im Prinzip steht dauerhafter Stress für:
- eine Vergiftung des ganzen Lebens
- permanenten Druck/ständige Anspannung
- innere Unruhe
- übersteigerte Empfindlichkeit
- … und im Resultat auch für psychosomatische Erkrankungen.

Wir unterscheiden:

Körperlicher Stress
Als körperliche Stressfaktoren oder Stressoren bezeichnet man Lebensumstände, die mehr auf physischer Ebene Stress bereiten. Diese wären zum Beispiel Lärm, Hitze, wenig Schlaf oder schlechte Luft.

Seelischer Stress
Seelischer Stress ist zum Beispiel eine innere Daueranspannung, Kontrollzwang, Einsamkeit oder Traurigkeit. Alle diese Zustände gehören zum Leben dazu, werden aber zu einem Problem, wenn Sie längerfristig anhalten.

Sozialer Stress
Hier spielen Faktoren wie Beruf, Ehe, gesellschaftliche Zwänge oder Konkurrenz mit hinein.

❖ Zwei Phasen der körperlichen Reaktion

Es gibt grundsätzlich zwei Stufen, wie der Körper und die Seele auf Stressfaktoren reagieren: In der ersten Stufe kommt es zur Herabsetzung der Leistungsfähigkeit und auch der Leistungsbereitschaft. Dies sind Alarmreaktionen, die ernst genommen werden wollen! Ganz konkret kommt es zu körperlichen Reaktionen, die man schon im Volksmund kennt:
- Ihr sitzt die Angst im Nacken
- Der Ärger schlägt ihm auf den Magen usw.

Die zweite Stufe, welche folgt, wenn der Stress anhält, ist geprägt von psychosomatischen Erkrankungen wie zum Beispiel Magengeschwüren oder Allergien. Kommen mehrere Stressfaktoren zusammen, verschlimmert sich die Auswirkung und die Wahrscheinlichkeit zu erkranken steigt.

Es kommt also immer erst zu körperlichen Symptomen, bevor aus Stress eine Krankheit wird. Von daher lohnt es sich, diese Faktoren zu beachten und im Falle des Auftretens von körperlichen Stresssignalen (Achtsamkeit!) Gegenmaßnahmen einzuleiten.

Nur ein Beispiel für Reaktionen auf Stressfaktoren: Bei einer Untersuchung an über 4.000 Engländern, deren Ehefrau gestorben war, hatte man nach einem halben Jahr eine 40% höhere Sterblichkeit und deutlich höhere Raten an Depression und weiteren Krankheiten gegenüber Ehemännern, deren Frau nicht gestorben war, vorgefunden.

We try harder
Ganz wichtig: Es ist in aller Regel ein Fehler, auf Stress mit erhöhter Disziplin oder Durchhalteparolen zu reagieren. Versuchen Sie nicht, dauerhaften Stress einfach »besser aushalten« zu wollen (Pharmafirmen entwickeln zur Zeit »Stress-Weg-Pillen«). Ich zeige Ihnen mit den vorgestellten Entspannungstechniken andere Wege auf. Sehen Sie es doch einmal so: Selbst in der Bibel wird die Arbeit nicht geheiligt, nein, der siebente Tag war der heilige Tag. Und von Jesus ist auch nicht bekannt, dass er als Schwerarbeiter sein Leben verbrachte ...

- ॐॐॐ -

Strebe nach Ruhe, aber durch das Gleichgewicht, nicht durch den Stillstand deiner Tätigkeit.
Friedrich von Schiller, 1759 - 1805

- ॐॐॐ -

❖ Burnout-Syndrom
Das bekannteste Symptom für Krankheiten durch Stress ist sicherlich das Burnout-Syndrom und soll hier stellvertretend für viele andere durch Stress hervorgerufene Krankheitsbilder kurz beschrieben werden. Das Burnout-Syndrom ist von fließenden Übergängen gekennzeichnet. Einige der Symptome sind:

- wenig Energie/Kraft besitzen
- nie das Gefühl empfinden, fertig zu sein
- keine Lust mehr auf Freunde
- vermehrter Alkoholgenuss
- der Fernsehkonsum steigt
- Änderungen sind erfolglos versucht worden
- die kleinsten Dinge stehen wie Berge vor einem

Typischerweise werden die folgenden Phasen unterschieden, es können aber auch andere Verläufe auftreten:

1. Phase
Gesteigerte Arbeitszeit/Aktivität, der Job hört aber langsam auf, Spaß zu machen und die eigene Energie sinkt.

2. Phase
Abbau des Engagements: Man lebt von Wochenende zu Wochenende, alles wird zu viel, immer mehr Dinge gehen einem auf die Nerven.

3. Phase
Man ist häufiger niedergeschlagen, ohne einen konkreten Grund benennen zu können. Man fühlt sich leer, schwach.

4. Phase
Der Abbau schreitet voran, alles fällt immer schwerer.

5. Phase
Das emotionale und soziale Leben ist erheblich reduziert.

6. Phase
Verzweiflung. Eventuell Selbstmordgedanken. Alles macht keinen Sinn mehr.

Das Burnout-Syndrom ist nicht auf die arbeitende Bevölkerung beschränkt. Auch Hausfrauen, Arbeitslose oder Künstler sind davon befallen. Selbst bei Kindern wurde dieser Symptomkomplex beschrieben. Das Phänomen ist auch nicht neu. Bereits in der Bibel leidet Elija (1. Könige 19,4) an Beschwerden, die wie ein »Burnout-Syndrom« klingen.

Viele weitere Probleme durch Stress
Ganz generell wird mit Stress eine Vielzahl von Krankheiten und Problemen in Verbindung gebracht. Die Spanne reicht von Herz-Kreislauf-

Erkrankungen über eine höhere Anfälligkeit gegenüber Infektionskrankheiten, rheumatischen Erkrankungen bis hin zu allgemeiner Gereiztheit, Absinken des Selbstvertrauens, Kontaktscheue und Depressionen. Auch eine mangelnde Gedächtnisleistung kann aus zu viel Stress resultieren.

- ༀༀༀ -

Entspannung schärft die Axt

Sicherlich ist Ihnen das Bild vertraut: Wenn man eine gewisse Zeit für das Fällen von Bäumen zur Verfügung hat, sollte man einen nicht geringen Teil dieser Zeit davon auf das Schärfen der Axt verwenden. Sehen Sie Ihr Entspannungstraining ähnlich: Durch die regelmäßige Praxis sind Sie wesentlich »schärfer« beim Schneiden der alltäglichen Aufgaben.

- ༀༀༀ -

2.4 Guter versus schlechter Stress

»Die Leute«, sagte der kleine Prinz, »schieben sich in die Schnellzüge, aber sie wissen gar nicht, wohin sie fahren wollen. Nachher regen sie sich auf und drehen sich im Kreis ...«
Und er fügte hinzu: »Das ist nicht der Mühe wert ...«
Antoine de Saint-Exupéry, französischer Schriftsteller, 1900-1944

- ༀༀༀ -

Stress ist jedoch nicht nur eine üble Laune der Natur, er hat durchaus seinen Sinn:

- Stress schützt vor schmerzhaften Gedanken,
- Stress bewirkt inneren Antrieb,
- Stress setzt Energien frei und
- ein gewisses Maß an Stress hilft bei der Konzentration auf die jeweilige Aufgabe

Eustress oder Distress
... oder guter versus negativer Stress. Ein Leben ganz ohne Aufregung wäre doch recht langweilig. Stellen Sie sich ein Leben ohne Partner, Arbeit, Freunde oder Familie vor – Sie würden wahrscheinlich vor Lange-

weile verkümmern. Stresssituationen würzen das Leben. Wir müssen nur rechtzeitig »Stopp« sagen, sobald es zuviel wird. Ein Baby zum Beispiel betrachtet neue Eindrücke zunächst interessiert mit großen Augen. Wenn es dann für den kleinen Menschen zu viel wird, schließt er einfach die Lider und schläft. Oder fängt an zu schreien, so er gerade nicht schlafen kann. Uns als Kulturmenschen, eingebunden in das Korsett aus Arbeit, Freizeit und Sozialem, fehlen oftmals diese natürlichen Reaktionsmöglichkeiten, der jeweilige Stressfaktor kann dadurch zum Problem ausarten.

2.5 Meine Stressbewertung

Wovon hängt es nun ab, ob wir Stress als positiv oder negativ erleben? Manche Menschen leiden unter den gleichen äußeren Bedingungen deutlich weniger als andere – welche Faktoren mögen dahinter stehen? Dazu wurden viele Studien durchgeführt, u.a. an Anwälten, Busfahrern in Großstädten, Geschäftsleuten und sogar an Insassen von Gefängnissen. Heraus kamen die folgenden Faktoren, die das Stressempfinden bei Menschen beeinflussen können:

1. Faktor: Bewertung der Situation
Besonders stark hängt die Auswirkung einer Situation von der Bewertung ab, die wir der jeweiligen Situation zukommen lassen. Nehmen wir die Aussage eines Chefs: »Dieser Text ist zu lang.« Vorerst sind das ja nur Schallwellen, die einem entgegenschwappen. Mein Gehirn setzt diese Schallwellen in Bedeutungen um und bewertet diese für mich. Dann erst kommt es zur Auswirkung dieser Schallwellen auf mein emotionales Befinden.

Die eine sieht es positiv: »Danke für die Hilfe, ich kürze den Text. Und das nächste Mal muss ich nicht so viel schreiben.« Oder: »Ich habe mir wohl etwas zu viel Mühe gegeben, weniger hätte auch gereicht. Gut so.«

Meist würde man obige Aussage jedoch negativ sehen: »Immer mache ich etwas falsch«. Oder: »Immer werde ich kritisiert.« »Stehe ich auf der Abschussliste?«

Hier entscheidet die eigene Bewertung über die emotionalen Folgen der Situation. Man kann einfach nicht wissen, wie der andere diese Worte genau meint und wir neigen leider dazu, die Auswirkungen solcher Worte zu hoch und oftmals unnötig schlecht zu bewerten.

2. Eigene Fähigkeiten/Kompetenzen/Engagement

Was man gut kann, macht oft auch Spaß. Gut zu bewältigende Herausforderungen beleben, geben nach getaner Arbeit ein befriedigendes Gefühl. Erfolgsgefühle stellen sich vor allem dann ein, falls ein Lob abfällt. (Zu viel Lob kann allerdings auch in Stress ausarten). Jemand der mit Engagement seine Arbeit durchführt, erhält überdurchschnittlich viel Lob.

Wenn Sie die jeweilige Aufgabe aber nicht beherrschen, das Thema schon mit Unbehagen angehen und dabei feststellen, dass Sie es einfach nicht ordentlich hinkriegen, stellt sich der negative Stress ein. Dieser ist umso stärker, je länger diese Herausforderung anhält, je länger Sie mit der Aufgabe zu tun haben. Die Übergänge zwischen beiden Situationen sind fließend. Zu leichte Herausforderungen bieten kaum Erfolgsgefühle, es sollte schon ein bisschen anstrengend sein. Wenn es aber über die eigenen, momentanen Fähigkeiten hinausgeht, wird es zum Problem.

3. Unterstützung – ein Team haben

Oftmals stresst uns vorrangig nicht die absolute Menge an Arbeit, sondern vielmehr das Gefühl, ganz alleine damit dazustehen. In einem Team arbeitet es sich demgegenüber einfacher, zumindest, wenn Sie das Vertrauen verspüren, bei Bedarf auch unterstützt zu werden. Entscheidend ist dabei nicht das objektive Ausmaß der Unterstützung, sondern vielmehr das subjektive Empfinden der Mithilfe. Das gilt für die Hausfrau genauso wie für den Radsportler oder den Arbeitnehmer.

4. Kontrolle über die Situation/das Leben

Eine Situation oder eine Verhaltensweise stresst uns umso mehr, je weniger subjektive Kontrolle wir darüber empfinden. So ist uns der launische Chef ein Gräuel, weil wir einfach keinen Einfluss auf seine Launen besitzen. Ebenso der Schnarcher neben mir, der auch nach dem fünften Anstupsen genüsslich weiter tönt.

Am schlimmsten aber kommt es, wenn sich ein grundlegendes Gefühl der Unsicherheit einstellt. Wenn Sie meinen, Sie hätten das Leben im Allgemeinen nicht mehr unter Kontrolle. Sie warten dann die ganze Zeit nur noch auf das nächste schlechte Ereignis – natürlich mit negativer Grundstimmung. Diese unliebsame Geisteshaltung kann leicht nach einer Zeit von gehäuften Fehlschlägen im Leben auftreten. Oder wenn ein Grundpfeiler im Leben wegbricht, wie zum Beispiel nach einer Scheidung. Selbst der kleinste Stressfaktor erscheint dann wie ein Riesenproblem, wird zur bedrohlichen Belastung.

5. Vorhersagbarkeit der Situation
Recht ähnlich zur Kontrolle über eine Situation verhält es sich mit deren Vorhersagbarkeit. Alles Unsichere im Leben erhöht tendenziell den negativen Stressgrad. Manchmal reicht hier als Gegenmaßnahme schon ein einfacher Terminplaner, um die Zukunft subjektiv besser in den Griff zu bekommen. Eine gesunde Portion Optimismus (»das geht sich schon aus«, wie der Österreicher sagt) ist ebenfalls hilfreich.

6. Die eigene persönliche Verfassung
Und last, but not least entscheidet über die emotionale Reaktion auf eine stressige Lebenssituation die eigene körperliche und seelische Konstitution. Sind wir gut drauf und fühlen uns wohl, kann uns kaum etwas anhaben. Wir verfügen über genug Energie, das Erleben richtig einzuordnen bzw. die Herausforderungen angemessen zu bewältigen. Sind wir geschwächt oder gar krank, haben wir eine Reihe von Niederlagen hinter uns, wird das neutralste Wort als persönliche Beleidigung aufgefasst.

Fazit
Zusammenfassend lässt sich sagen:
- Eine Situation, die gut unter Kontrolle ist,
- die von uns positiv für unser Leben bewertet wird (das können auch schwierige Aufgaben sein),
- eine Aufgabe, die subjektiv in unserem Fähigkeitsbereich liegt
- und bei der wir nicht das Gefühl haben, komplett auf uns allein gestellt zu sein,
- Ereignisse, von denen wir den Ausgang vorhersehen können oder von denen wir zumindest keinen schlechten Ausgang erwarten,

führen maximal zu positivem Stress und werden als angenehm empfunden, wenn Sie
- uns im Zustand guter körperlicher und seelischer Verfassung ereilen.
- Alle anderen Stress auslösenden Elemente im Leben sollten entweder gestrichen, verändert oder zumindest in ihrer Gesamtzahl verringert werden.

— ॐॐॐ —

Was ist Frieden?

Ein König startete einst in seinem Land einen Malwettbewerb. Gesucht wurde das beste Bild zum Thema Frieden.

Die Künstler des Landes gingen voller Eifer ans Werk. Zu Tausenden trudelten die Bilder beim König ein. Am Ende des Auswahlprozesses blieben noch zwei Bilder übrig. Der König überlegte, welches Gemälde den Frieden besser symbolisiere.

Das erste Bild stellte einen klaren und ruhigen See dar. Drumherum gruppierten sich Berge, einzelne Wolken spiegelten sich im klaren Seewasser. Jedem Betrachter kam sofort das Wort »Frieden« beim Anschauen dieses Bildes in den Sinn.

Das zweite Bild schien auf den ersten Blick das Gegenteil zu symbolisieren. Auch hier waren Berge zu sehen, die Landschaft war aber karg und rau. Es toste ein Unwetter, dunkle Wolken beherrschten die Szenerie und Blitze zuckten am Himmel. Auf den ersten Blick kein Ort des Friedens.

Beim genauen Betrachten erkannte man jedoch einen kleinen Busch, der auf einer Felswand wuchs. In diesem Busch hatte ein Vogel sein Nest gebaut und hockte trotz des Unwetters in stoischer Ruhe über seiner Brut.

Welches Bild gewann nun den Preis? Der König entschied sich für das Zweite. Seine Begründung: Lasst euch nicht vom ersten Bild täuschen. Wir brauchen keinen Frieden in idealen Lebenssituationen. Das, was uns fehlt, ist ein Friede inmitten hektischer Ereignisse und widriger Umstände. Denn dann bringt dieser Friede Hoffnung auf eine bessere Zeit.

Verfasser unbekannt

— ॐॐॐ —

2.6 Geisteszustände im Yoga

Auch die klassischen Yoga-Lehren können ihren Anteil zum Thema Stress beitragen (und auch helfen). Hier nur ein interessanter Aspekt, der die Sicht der Yogalehre auf das Phänomen anschaulich verdeutlicht: die Geisteszustände im Yoga.

Gemäß der Yogalehre gibt es verschiedene Zustände des Geistes, die von tiefer Depression und Verwirrtheit bis zu einem Geist voller Glück und Klarheit reichen. Letzteres ist die eigentliche Natur des Geistes: Sat (Sein) Chit (Wissen/Bewusstsein) Ananda (Glückseligkeit).

Im Yoga wird nun gesagt, je konzentrierter ein Geist ist, umso näher ist er der höchsten Stufe. Und diese Konzentration auf den Augenblick ist nur ein anderes Wort für Achtsamkeit, von der wir noch viel hören werden.

Weiterhin wird gelehrt, dass der Geisteszustand auch vom Energieniveau (Energie = Prana) des Menschen abhängt. Erhöht der Mensch sein Prana (durch Entspannungsübungen, Bewegung, Yoga-Übungen, Atemtechniken usw.) steigert er demnach seinen Geisteszustand hin zu mehr Klarheit und Glücksempfinden. Trübe Gedanken, (negativer) Stress, Drogen, Faulheit, schlechtes Essen, Unsicherheit, aber auch Zorn oder Wut, sind Energiefresser und saugen uns dadurch unsere Lebensfreude und unsere geistige Klarheit aus dem Körper. Diese Yogalehren verdeutlichen auf einprägsame Weise den Wirkungsmechanismus von Entspannungstechniken, Achtsamkeit oder dem Einüben förderlicher Gewohnheiten in Bezug auf Lebensfreude und geistige Leistungsfähigkeit.

2.7 Positive Effekte von Entspannung

Meditation bringt uns in Berührung mit dem, was die Welt im Innersten zusammenhält.

Johann Wolfgang von Goethe, dt. Dichter, 1749 - 1832

- ॐॐॐ -

Nun haben wir genug von den Hindernissen und Problemen bei Ihrer Schatzsuche erfahren. Ein wichtiger Punkt, denn den ersten und oft entscheidenden Schritt bei der Lösung Ihrer Probleme setzen Sie, indem Sie Ihr Problem achtsam und ohne emotionale Reaktion betrachten. Wenn uns das wirklich gelingt, taucht oftmals die Lösung zeitnah vor unseren Augen auf. Diese Lösung mag uns nicht gefallen, aber zumindest besitzen wir mit ihr eine Wahlmöglichkeit. Und ... wir haben ja auch noch die Entspannungstechniken.

Haben Sie erste Erfahrungen mit der Grundübung gesammelt? Wie helfen Ihnen diese und die kommenden Entspannungsübungen bei der Bergung Ihres inneren Schatzes? Die physiologischen Kennzeichen einer Entspannungsreaktion (z.B. nach einer Entspannungsübung, aber auch bei anderen, entspannenden Tätigkeiten) sind schnell geschildert. Vaitl und Petermann geben in ihrem »Handbuch der Entspannungsverfahren« die folgenden Reaktionen an:

- Abnahme des Tonus der Skelettmuskulatur.
- Verminderung der Reflex-Tätigkeit.
- Periphere Gefäßerweiterung.
- Verlangsamung des Pulsschlags.
- Senkung des arteriellen Blutdrucks.
- Abnahme der Atemfrequenz.
- Zunahme der Gleichmäßigkeit der Atmung.
- Senkung des Sauerstoffverbrauchs.
- Abnahme der Hautleitfähigkeit.
- Veränderung der hirnelektrischen Aktivität.

Doch interessanter sind für uns sicherlich die psychologischen Effekte des längeren Trainings von Entspannungsverfahren. Hierzu zählen Vaitl und Petermann:

- Affektive Indifferenz (es nimmt sie alles nicht mehr so mit, Emotionen lassen sich kaum noch provozieren).
- Mentale Frische nach den Übungen.
- Erhöhung der Wahrnehmungsschwellen für Außenreize, d.h., dass zum Beispiel Störgeräusche seltener bis gar nicht mehr wahrgenommen werden.

Die regelmäßige Anwendung von Entspannungstechniken erhöht nachweislich Ihre Stressresistenz. Viele Krankenkassen genehmigen einen Zuschuss bei entsprechenden Kursen.

Im Folgenden habe ich aus allen Berichten zu Entspannungswirkungen, die mir verfügbar waren, die mir geschildert wurden oder die ich selbst erlebt habe, die schönsten Effekte herausgefiltert und in bestimmte Gruppen untergliedert. Entscheidend wird sein, welche Wirkung bei Ihnen eintrifft. Die folgenden Ausführungen dienen der Motivation und dem Ansporn des Nachspürens nach diesen Wirkungen. Eventuell würden Sie ansonsten positive Effekte Ihrer Entspannungsbemühungen übersehen ;-).

Dieses Kapitel kann eines der hilfreichsten für Sie sein. Hier sollen Sie sich darüber klar werden, warum SIE Entspannungs- und Meditationsübungen durchführen. Denn, Hand aufs Herz, wie oft haben Sie schon etwas an sich Sinnvolles begonnen und dann, nach Abflauen der Anfangseuphorie, wieder sein gelassen. Obwohl, und das ist ganz wichtig, es Ihnen eigentlich gut getan hat.

Sie müssen wissen, dass wir als Mensch dazu neigen, langfristige positive Auswirkungen deutlich geringer zu bewerten als kurzfristige Vergnügungen. Das kann von Fall zu Fall weise sein, führt aber im Falle unserer Entspannungsübungen dazu, dass diese nicht regelmäßig durchgeführt werden und somit deren langfristiger Segen nicht eintreten kann. Die Bewusstmachung der positiven Effekte unserer Übungseinheiten hilft Ihnen beim Dranbleiben.

Wir können die Wirkungen dabei grob in ein Mehr an Gesundheit, Erfolg und Möglichkeiten unterteilen.

Gesundheit
Die vorteilhaften Auswirkungen von Entspannungs- und Meditationsübungen auf die körperliche und seelische Gesundheit sind für viele Bereiche gut belegt. Vor allem wird berichtet von:
- besserem Grundgefühl,
- Körper, Seele und Geist als Einheit empfinden,
- Linderung psychosomatischer Beschwerden,
- die Körperwahrnehmung verbessert sich,
- Gefühle werden bewusster wahrgenommen,
- die Lebenszufriedenheit steigt,
- das Selbstwertempfinden erhöht sich,
- mehr Erfolg durch bessere Entscheidungen.

Erfolg
Der letzte Punkt erklärt sich vielleicht nicht von selbst, von daher möchte ich ihn näher erläutern. Viele unserer Entschlüsse treffen wir unbewusst. Oft handelt es sich dabei um Bewertungen von Situationen, Äußerungen oder Ereignissen. Sind wir in unserem Inneren verunsichert, gestresst oder verängstigt, fallen diese Bewertungen tendenziell unnötig negativ aus. Die Folge: Wir verpassen viele Chancen auf Glück im Leben. Eine gestärkte Grundbasis durch die Entspannungsübungen verhindert hingegen diese negative Sicht der Dinge und schafft Möglichkeiten für positive Erfahrungen. Dies liegt auch an den folgenden Auswirkungen:
- gesteigerte Intuition/deutlicheres Bauchgefühl,
- besserer Orientierung/der eigene Weg wird klarer,

- die Selbsterkenntnis vertieft sich,
- Sie finden neue Fähigkeiten,
- Sie stärken ihre alten Fähigkeiten,
- Ihre seelische Stabilität erhöht sich,
- eventuell verspüren Sie sogar ein erweitertes Bewusstsein, nehmen manches im Leben anders oder ganz neu wahr.

Möglichkeiten
Wie erhalte ich durch das Praktizieren von Entspannungsübungen neue Fähigkeiten? Auch das möchte ich Ihnen etwas näher erläutern. Wissen Sie, dass wir Menschen uns in der Veranlagung kaum unterscheiden? Sie besitzen viele Talente und Fähigkeiten, die Sie sich bisher nie zugetraut und/oder die Sie einfach nicht in Erwägung gezogen haben! Achtsamkeit, Entspannung und die Position des Beobachters erweitern sukzessive Ihren Horizont, ermöglichen Ihrem Denken, neue Wege einzuschlagen, geben Ihnen den Mut, neue Herangehensweisen auszuprobieren. Gedanklich haben Sie manches sicherlich schon öfters durchgespielt (ich möchte hier nicht auf konkrete Beispiele eingehen, bitte wählen Sie Ihre eigenen), das Ausprobieren der Fähigkeit aber auf später verschoben oder von besonderen Umständen abhängig gemacht. Mithilfe der Übungen erkennen Sie Ihre Möglichkeiten klarer und überschreiten kraft Ihrer inneren Verbundenheit vorher für unüberwindbar angesehene Grenzen. Eventuell mit einer Leichtigkeit, die Ihnen bisher undenkbar erschien.

Insbesondere in der zwischenmenschlichen Kommunikation und in der Deutung des Verhaltens der Mitmenschen lauern so viele scheinbare, in Wirklichkeit gar nicht vorhandene Grenzen. Stellen Sie sich vor, was alles ohne diese Fehlinterpretationen möglich wäre.

Kontinuierlicher Verbesserungsprozess
Die größte Offenbarung ist die Stille.
Laotse, chinesischer Philosoph, 4. - 3. Jahrhundert v.Chr.

- ॐॐॐ -

Ferner unterscheidet man bei Entspannungsübungen zwischen Sofort- und Langzeitwirkung.

Sofortwirkung

Während und unmittelbar nach den Entspannungsübungen haben Sie das wunderbare Gefühl der Entspannung als deutlichste Auswirkung. Aber Sie können auch eine Distanz zu allen Dingen dort draußen bemerken – Sie sind innerlich gefestigter. Und darüber hinaus wäre noch der Erholungseffekt zu nennen, den Sie nach jeder Übungsrunde feststellen können.

Langzeitwirkung

Die Langzeiteffekte stellen sich nach und nach ein. Da wäre zum einen Ihre zunehmende Ausgeglichenheit. Sie werden den Zustand der Entspannung immer tiefer in Ihr Leben integrieren. Dadurch können Sie sich mehr und mehr selbst steuern und kontrollieren. Diese Fähigkeiten zur Selbststeuerung und Selbstkontrolle sind wertvoll. Sie erleichtern Ihnen, sinnvoll und positiv (bzw. produktiv) auf Geschehnisse im Außen zu reagieren. Das gilt für den Streit mit dem Ehepartner genauso wie für den Lottogewinn. Worte aus dem Volksmund wie »Nichts zerstört mehr als ein Wort im Zorn, nichts hilft mehr als Geduld« beziehen sich auf diese Wirkung.

Sie werden darüber hinaus konstruktiver mit Ihrem Stress umgehen. Ihre Fähigkeit, trotz widriger Umstände zu üben, wird sich stetig erhöhen. Das Resultat ist, dass Sie immer stärker und unabhängiger von äußeren Gegebenheiten werden – obwohl Sie diese natürlich auch verbessern sollten. Nur: Das Leben verläuft in Phasen, eine Abfolge von Aufs und Abs, daran werden Sie auch durch die effektivste Entspannungsübung nichts ändern. Alles fließt sozusagen, nichts auf dieser Welt hat ewig Bestand. Wir versuchen trotzdem oft, an sich ändernden Gegebenheiten festzuhalten und erleben so immer wieder Zeiten, die uns nicht sonderlich gefallen. Dabei ist die Veränderung, dieses Wechselspiel aus Spannung und Entspannung, Ying und Yang, mit verantwortlich für das Interessante im Leben.

Wenn Sie unabhängiger von äußeren Geschehnissen oder Personen werden, das Glück immer mehr im Inneren finden, können Sie dieses Leben verstärkt genießen, sich tiefer daran erfreuen. Durch eine entspannte Haltung fällt es Ihnen leichter, achtsam zu bleiben. Aufgrund dieser Achtsamkeit werden Sie viel mehr Facetten des Lebens wahrnehmen. Als Folge davon verringert sich das Gefühl, die Lebenszeit rinne Ihnen durch die Finger. Auch dieses ist ein großes Geschenk, das Sie eventuell erst zu würdigen wissen, wenn Sie davon gekostet haben. Ist das nicht ein Schatz, den zu heben sich lohnt?

2.8 Ich bin individuell

Ein Hauptstudium der Jugend sollte sein, die Einsamkeit ertragen lernen, weil sie eine Quelle des Glücks und der Gemütsruhe ist.
Arthur Schopenhauer, deutscher Philosoph, 1788-1860

- ॐॐॐ -

Eine entspannte Lebenseinstellung, eine klare Sicht der Dinge entsteht nicht von selbst. Zumeist ist eine Zeit der Disziplin und der Entschlossenheit notwendig, neue Verhaltensweisen und Techniken zu erlernen und diese auch umzusetzen.

Später wird vieles einfacher, Sie werden einen Großteil der positiveren Verhaltensweisen ganz automatisch vornehmen.

Jeder reagiert anders
Warum ist dabei die individuelle Abstimmung der Verhaltensweisen auf Ihr Leben vonnöten, wieso geht es hier im Buch so viel um Achtsamkeit? Können Sie mir nicht einfach sagen, was ich tun soll?

Es gibt mehrere Gründe für diese personenspezifische Vorgehensweise. Einer ist die schon angesprochene individuelle Reaktion eines jeden von uns auf die Reize der Außenwelt. Nehmen Sie als weiteres Beispiel Kindergeschrei. Für den einen hört es sich nervig lärmend an, ein anderer fühlt sich an die lieben Kleinen zuhause erinnert und reagiert mit positiven Gefühlen. Oder denken Sie an einen großen Hund: für den einen eine potenzielle Bedrohung und damit Stressauslöser, für den anderen ein attraktiver Anblick mit freudiger Wirkung.

Unsere Reaktionen auf Geschehnisse in der Umwelt sind größtenteils erlernt. Diese erlernten Gefühlsreaktionen können Sie (oftmals) umtrainieren, so Sie nicht zu Ihrer Zufriedenheit ausfallen. Zum Beispiel mittels Visualisierungen oder Fantasiereisen. Auch unsere Entspannungsübungen tragen Ihren Teil dazu bei.

Das Leben umstellen
So hat jeder von uns individuelle Lebensumstände, Glaubenssätze, Vorlieben. Diese zu erkennen macht Achtsamkeit notwendig. Wie gesagt: Ist das eigene »Drama« einmal klar erkannt, ergibt sich die Lösung in vielen Fällen ganz von selbst. Im Folgenden bekommen Sie erprobte, wirksame Techniken an die Hand, die Ihren persönlichen Lebensverbesserungsprozess unterstützen, fördern und sogar Fehlentwicklungen korrigieren können. In diesem Sinne sind alle Übungen und Anregungen in diesem Buch zu verstehen.

- ॐॐॐ -

Von der Hektik und der langsamen Seele

Ein weißer Afrikaforscher konnte es nicht erwarten, endlich ins Landesinnere vorzustoßen. Um früher an sein Ziel zu gelangen, zahlte er seinen Trägern ein zusätzliches Gehalt, damit sie schneller gingen. Mehrere Tage lang legten die Träger ein zügiges Tempo vor.

Eines Abends jedoch setzten sich alle auf den Boden, warfen ihre Bündel ab und weigerten sich, weiter zu gehen. So viel Geld er ihnen auch anbot, die Träger rührten sich nicht von der Stelle.

Als der Forscher sie schließlich nach dem Grund ihres Verhaltens fragte, erhielt er folgende Antwort: »Wir sind so schnell gegangen, dass wir nicht mehr recht wissen, was wir tun. Darum warten wir, bis unsere Seele uns eingeholt hat.«

(Paulo Coelho, brasilianischer Schriftsteller, geb. 1947)

- ॐॐॐ -

3. Der hilfreiche Rahmen

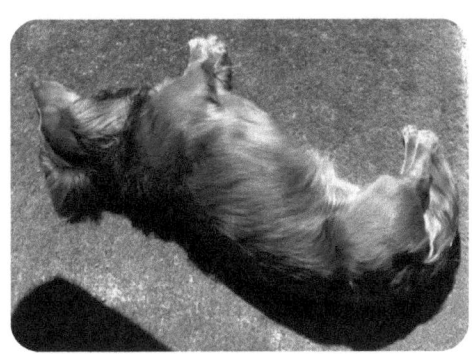

- ॐॐॐ -
*Nicht den Tod sollte man fürchten,
sondern
dass man nie beginnen wird, zu leben.*
Marcus Aurelius, römischer Kaiser, 121 - 180
- ॐॐॐ -

Bevor wir nun mit dem richtigen Üben starten, hier zunächst die günstigen Grundvoraussetzungen für ein entspanntes Leben. Quasi die Schatzkarte für den Weg zu Ihrem inneren Schatz.

Beachten Sie bitte: Dieses Buch zur Entspannung sollte nicht selbst zu einem Stressfaktor in Ihrem Leben werden. Es ist eine reine Freude, die Entspannungsübungen durchzuführen und dies sollte man sich nicht durch unnötigen Druck verleiden. Und: Denken Sie während der Übungen nicht an die nächsten Stunden, was immer Wichtiges dort auch wartet. Dies kann die positive Wirkung einer Übungsrunde nahezu komplett verhindern.

Vorschläge
Sie finden hier eine Vielzahl an bewährten Ratschlägen, eine entspanntere Lebenshaltung zu erlangen. Bitte lassen Sie sich durch die Menge nicht erschlagen. Nehmen Sie nur die Vorschläge an, welche Sie ohne zusätzlichen Stress in Ihr Leben integrieren können. Bedenken Sie auch hier: Jeder muss seinen eigenen Weg hin zu einer gelasseneren Lebensweise erforschen.

3.1 Pfade zu einem entspannteren Leben

Beginnen wir mit der Praxis: Es taucht ein Problem in Ihrem Leben auf. Der erste Lösungsschritt: Stellen Sie sich dem Problem, hören Sie auf, davonzulaufen, es zu verdrängen, sich in angenehme Erlebnisse zu flüchten. Vieles von dem, was auf uns zukommt, unterliegt unserer Kontrolle: wie wir ein Problem bewerten, wo wir überall Probleme sehen, wie wir ein Problem in uns hinein lassen, welche Gefühle mit diesem Problem einhergehen, welche Energie wir zur Verfügung haben, um dem Problem gegenüberzutreten und wie wir uns selbst einschätzen. All dies gilt es erst einmal zu erkennen und das gelingt nicht, wenn wir uns sofort bei Auftreten eines Problems in eine angenehmere Ablenkung flüchten.

Für Ihren Erfolg auf dem Weg zur entspannten Lebensweise ist die Übungshaltung von entscheidender Bedeutung. Da wäre an erster Stelle die Bereitschaft zu nennen, ständig wachsam zu bleiben, präsent im Augenblick; bei den Übungen und mehr und mehr auch in Ihrem sonstigen Leben. Dies ist unabdingbar nötig, damit Sie überhaupt erkennen, wann ein Problem auftritt und was dahinter steckt. Das Erkennen ist ein wichtiger Teil der Lösung. Natürlich gehört auch die Möglichkeit der Ablenkung zu Ihrem Werkzeugkasten – Sie sollten diese jedoch ganz bewusst einsetzen. Als ein Werkzeug neben vielen, die Ihnen zur Verfügung stehen.

Entspannung bzw. eine entspannte Lebensweise lässt sich nicht erzwingen. Hier ähnelt Sie dem Einschlafen: Sie können die Voraussetzungen schaffen, aber dann sollten Sie loslassen. Manchmal merken wir anfangs gar nicht, dass wir verspannt sind. Ein verspanntes Körperteil kann sich subjektiv entspannt anfühlen, fasst man aber darüber, stellt man fest, dass die Stelle verhärtet ist. Das bedeutet: Lernen Sie Entspannung ganz neu. Beobachten Sie einfach, was während der Übungen in Ihnen geschieht.

Was gibt es noch alles für Möglichkeiten, den hilfreichen Rahmen dafür zu schaffen?

Möglichkeit 1 – Anfängergeist

Wir sollten lernen, mit den Augen des Kindes zu sehen, mit den Ohren des Kindes zu hören, mit dem Herzen des Kindes zu fühlen.
Alfred Adler, österr. Psychiater und Psychologe, 1870-1937

- ॐॐॐ -

Seien Sie offen dafür, dass etwas Positives in Ihrem Leben passieren kann. Lassen Sie die Überzeugung fallen, dass Sie schon wissen, wo es langgeht, langgehen sollte oder was am besten für Sie ist. Die besten Ergebnisse bei den Übungen erreichen oft Menschen mit einer skeptischen, aber aufgeschlossenen Bewusstseinshaltung und mit dem Wissen, dass manche Entwicklung ihre Zeit braucht und entsprechende kontinuierliche Übung vonnöten ist.

Übertriebener Optimismus verbunden mit romantischen Wunschvorstellungen ist genauso leicht zum Scheitern verurteilt wie eine negative Grundhaltung à la »Das bringt ohnehin alles nichts«.

Darüber hinaus gilt es die Geisteshaltung zu entwickeln, als würden wir alles zum ersten Mal sehen oder hören. Nur so lässt sich die wunderbare Vielfalt der alltäglichen Dinge erfahren, nur so machen wir uns in jedem Moment das Wunder unseres Lebens bewusst. Und wenn Sie sich dessen bewusst sind, verlieren viele Dinge ihre Bedeutung bzw. ihren Schrecken. Der Anfängergeist hilft auch beim Dranbleiben. Denn mit dem Anfängergeist sind die Übungen wesentlich kurzweiliger, interessanter und effektiver. Gehen Sie doch einmal spaßeshalber davon aus, dass heute DER TAG sein könnte, bei dem das passiert, was Sie sich immer erträumt haben. Das hilft sehr bei der Realisierung des Anfängergeistes.

Sie werden auch bei Ihren Mitmenschen bislang ungesehene Eigenheiten bemerken, wenn es Ihnen gelingt, diesen unvoreingenommen gegenüberzutreten. Schauen Sie einfach, was Ihnen in dieser Geisteshaltung alles zuteilwird. Ihnen werden mit Sicherheit bei den banalsten Dingen völlig neue und interessante Aspekte begegnen, wenn Sie diese ohne Ihre Meinungen, Beurteilungen oder Gewohnheiten erfahren können.

Möglichkeit 2 – Weniger bewerten
Im täglichen Leben rattert unser Geist den ganzen Tag und beurteilt nahezu jede Situation. Die Einteilungen reichen von »gut für uns« über neutral bis schlecht. Diese Bewertung der Ereignisse kostet eine Menge Kraft, lässt uns in unserem Gefühlsleben hin und her schwanken und verhindert damit eine Menge Positives in unserem Leben. Menschen und Situationen ständig zu bewerten beansprucht unnötig Energie und ist dadurch ein (negativer) Stressfaktor.

Wir sind in unserem täglichen Leben kaum mehr unmittelbaren Gefahren ausgesetzt. Von daher können wir uns eine neutrale Beobachterposition durchaus erlauben. Und diese Sichtweise wird eine Menge zu Ihrem inneren Frieden beitragen. Prüfen Sie, ob dies eine Möglichkeit für Sie ist, auf einfachem Wege mehr Frieden in Ihr Leben zu integrieren.

Möglichkeit 3 – Ohne Ziel
Darüber hinaus ist es auch entspannend, »ziellos« zu sein. Einfach nur achtsam im Augenblick zu leben. Wenn Sie solch einer Geisteshaltung für eine gewisse Zeit am Tag frönen, werden Sie aus diesen Zeiten wertvolle Regeneration gewinnen. Und wahrscheinlich werden Sie auch Dinge bemerken oder Lösungen finden, die Sie ansonsten nie gesehen hätten.

Möglichkeit 4 – Geduld und Akzeptanz pflegen

Zuviel der Sorge tut nicht gut,
macht bleich und dürr und dünnt das Blut.
Ein Narr, der nicht will lassen schlendern,
was er doch nicht vermag zu ändern.
Sebastian Brant, deutscher Jurist und Schriftsteller, 1458 – 1521

- ॐॐॐ -

»Gut Ding braucht Weile« und »Es ist noch kein Meister vom Himmel gefallen«. Zwar können solche Glaubenssätze bisweilen echte Hindernisse auf unserem Weg in ein besseres Leben sein, sie können auf der anderen Seite jedoch eine Menge Trost spenden, wenn wir nach Monaten des Übens immer noch feststellen, dass wir mit unseren Gedanken oft in Vergangenheit und Zukunft weilen. Oder uns wieder auffällt, dass wir unseren Haustürschlüssel unbewusst irgendwo abgelegt haben. Wir sollten äußerst freundlich und liebevoll mit uns umgehen und Vertrauen in die kontinuierliche Übung entwickeln. Auf diesem Pfad schreitet es sich am erfolgreichsten (weil am einfachsten und am längsten durchführbar) und gleichzeitig am angenehmsten.

Jedes Ding hat seinen Platz und seine Zeit in unserem Leben – hasten wir nicht an Erlebnissen vorbei, die uns nur scheinbar »nichts bringen«. Genießen Sie den Weg, denn diesen gilt es so bewusst wie möglich zu durchschreiten. Und eventuell wird es auch nur »Weg« geben, nur dass es uns irgendwann nicht mehr stört, weil dieser halt angenehm verläuft.

Will sich nun etwas partout nicht ändern oder läuft es nicht so, wie wir es uns vorstellen, dann ist Akzeptanz der Situation oftmals der rettende Ausweg. Solange wir immer wieder mit der neuen Situation oder dem erlittenen Verlust hadern, erzeugen wir lediglich Druck, Angst und jede Menge schlechter Gefühle.

Sie kennen sicherlich die Bitte: »Gott gebe mir die Kraft, die Dinge hinzunehmen, die ich nicht ändern kann, den Mut, die Dinge zu ändern, die ich verändern kann und die Weisheit, das eine vom anderen zu unterscheiden.« Sie können hier noch einen Schritt weitergehen. Selbst bei Umständen, die vermutlich änderbar sind, ist Akzeptanz der momentanen Situation eine sinnvolle Vorgehensweise. So gewinnen Sie Kraft für die Veränderungen. So können Sie entspannen. Akzeptanz ist also nicht mit Fatalismus zu verwechseln, sondern ist eher die Fähigkeit, jeden Moment ungetrübt wahrnehmen und entsprechend handeln zu können.

Möglichkeit 5 – Vertrauen ins Leben

Ein Mensch, der grundlegend davon ausgeht oder ausgehen kann, dass alles soweit in Ordnung ist, der sich gut aufgehoben in seinem sozialen Umfeld wähnt und sich auch gesundheitlich gut aufgestellt sieht, hat die größten Störfaktoren auf dem Weg zu mehr Entspannung und Gelassenheit im Leben eliminiert.

Der Parkplatzrempler

Um die Diskrepanz zwischen wirklicher Problemgröße und empfundener Problembelastung deutlich zu machen, sei auf das Beispiel eines Parkplatzremplers verwiesen. Sie fahren nichts Böses ahnend an einem Freitag Nachmittag beim Einparken ein anderes Fahrzeug an. Ein paar Schrammen an der Stoßstange – mehr ist nicht zu erkennen. Der Besitzer ist nirgendwo zu sehen. Sie hinterlassen hinter der Windschutzscheibe Ihre Anschrift und gehen dann noch zur Polizei, um auch dort den Vorfall zu melden.

Damit haben Sie eigentlich alles getan.

Nun ist es Sonntagabend. Der Besitzer des anderen Fahrzeuges hat sich immer noch nicht gemeldet. Sie machen sich Sorgen. Was ist, wenn der Zettel weggeweht wurde? Was, wenn schon eine Anzeige geschrieben wurde? Wie teuer wird der Schaden bloß? Alle diese Fragen können Sie sich sachlich beantworten und damit Ihren Befürchtungen entgegen treten. Aber eventuell haben Sie das ganze Wochenende hindurch ein Gefühl der Gefahr, ein Hintergrundrauschen, als ob etwas Schlimmes passieren würde. Obwohl bei objektiver Betrachtung wirklich nichts Dramatisches geschehen kann.

Kennen Sie das? Dann sollten Sie an Ihrem grundlegenden Gefühl der Geborgenheit arbeiten, an Ihrem Selbstvertrauen, dass Sie schon alles schaffen werden, was da auch kommen mag.

Meist hat sich eine unsichere Grundhaltung nicht ohne Ursache in Ihrem Leben geschlichen. Schauen Sie, was dazu geführt haben könnte bzw. welches jetzige Verhalten Ihr Lebensvertrauen untergräbt. Sind Aufarbeitungen der Vergangenheit nötig? Können Verhaltensänderungen in Betracht gezogen werden? Stichwort: Nein sagen lernen, Bedürfnisse äußern, nicht immer herunter schlucken. Kommen vielleicht Meditationen über Liebe und Güte in Betracht oder Traumreisen über Geborgenheit?

Nur: Im Grunde genommen kann sich derzeit in den westlichen Gesellschaften jeder seines Lebens sehr sicher sein – viele leiden aber an den vorhandenen (Rest-)Unsicherheiten und Veränderungen. Wenn es Ihnen gelingt, ein grundlegendes Sicherheitsgefühl zu entwickeln, sind Sie in Ihrer persönlichen Entwicklung einen großen Schritt auf dem Weg zu einem angenehmeren Leben weitergekommen. Dies kann ganz aktiv beschlossen werden, sollte aber mit der Achtsamkeit kombiniert werden. Bitte versuchen Sie nicht, nur mithilfe einer anderen Einstellung Ihre unbewussten Ängste zu »deckeln«.

- ॐॐॐ -

Ihr seid so jung wie euer Glaube, so alt wie eure Zweifel,
so jung wie euer Selbstvertrauen,
so jung wie eure Hoffnung,
so alt wie eure Niedergeschlagenheit.
Jung ist, wer noch staunen und sich begeistern kann.
Wer noch wie ein unersättliches Kind fragt: »Und dann?«
Wer die Ereignisse des Lebens herausfordert und sich freut am Spiel des Lebens. Ihr werdet jung bleiben, solange Ihr aufnahmebereit bleibt, empfänglich für das Schöne, das Gute, das Große.
Empfänglich für die Botschaften der Natur, der Mitmenschen, des Unfassbaren. Sollte eines Tages euer Herz geätzt werden vom Pessimismus, zernarbt vom Zynismus, dann möge Gott erbarmen haben mit eurer Seele, der Seele eines Greises.
Albert Camus, französischer Schriftsteller, 1913 - 1960

- ॐॐॐ -

Möglichkeit 6 – Ich bin o.k – du bist o.k.
Diese Sicherheit will im Inneren entwickelt werden. Es gibt den sehr attraktiven Standpunkt, so wie ich bin, bin ich vollkommen in Ordnung. Ich

bin o.k., ja, ich bin wertvoll. Versuche, fremden Idealvorstellungen nachzueifern oder immer meinen Mitmenschen zu gefallen, führen zu einem Leben, welches kaum ein Eigenes genannt werden kann. Verbunden mit einem Grundgefühl, fremdgesteuert durchs Leben zu gehen. Die Lösung liegt darin, mehr und mehr zu sich zu stehen, zu den eigenen Wünschen und Verhaltensweisen. Dadurch erfahren Sie, dass Sie auch ohne Fassade geliebt werden, zumindest von den für Sie richtigen Menschen. Und irgendwann glauben Sie vielleicht sogar selbst, dass Sie »o.k.« sind, so wie Sie sind.

Natürlich ist das alles leichter gesagt als getan. Von klein auf sind wir geprägt, möglichst »gut« zu sein, nicht anzuecken. Es hat Vorteile gebracht, den Erwachsenen zu gefallen. Und nun sollen wir das nicht mehr berücksichtigen, sondern ... - ja was denn stattdessen?

Möglichkeit 7 – Vertrauen zu sich selbst
Damit kommen wir zum nächsten Punkt: Entwickeln Sie Vertrauen zu Ihren Gefühlen, der eigenen Intuition, der inneren Weisheit. Dazu sind vor allem zwei Fähigkeiten notwendig: Erst einmal diese inneren Signale wahrnehmen zu lernen und dann, in Kombination mit dem Verstand, die richtigen Schlüsse daraus zu ziehen. Besitzen Sie dann noch das Vertrauen, diese auch umzusetzen, kommt das gesteigerte Selbstwertgefühl hinzu.

Möglichkeit 8 – Vertrauen zum Gegenüber
Und, die zweite Seite der Münze, das Vertrauen in die »Anderen«. Der erste Schritt ist hier wieder die Achtsamkeit: Regis-trieren Sie Ihre Gedanken zu Ihren Mitmenschen. Nehmen Sie die daraus entstehenden Gefühle zur Kenntnis. Ist beides oft negativ? Dann versuchen Sie doch eine Zeit lang ganz bewusst das Gegenteil, gehen Sie von positiven Erwartungen aus. Bewerten Sie das Verhalten anderer Ihnen gegenüber als grundsätzlich freundlich gemeint. Registrieren Sie wiederum die daraus entstehenden Gefühle, die Veränderungen in Ihrem Leben. Sie unterstützen diesen Prozess, indem Sie Ihre Erkenntnisse aufschreiben.

Möglichkeit 9 – Mit Disziplin ans Werk gehen
Wie in der Einleitung schon geschrieben ist es notwendig, dass Sie den Entspannungsübungen, einmal begonnen, ihre Chance auf Wirkungsentfaltung zukommen lassen. Üben Sie einige Wochen regelmäßig. Machen Sie täglich Ihre Übungen, ganz egal was kommt.

Möglichkeit 10 – Hindernisse erkennen und beseitigen
Manch einen von uns überkommt ein mulmiges Gefühl, jeden Tag so viel Zeit während einer Entspannungsübung für sich in Anspruch zu nehmen. Wo soll ich mir die halbe Stunde noch abzweigen? Muss ich nicht für andere da sein? Könnte ich nicht stattdessen produktiv arbeiten? Auch von unseren nächsten Angehörigen könnten wir solche Vorwürfe hören. Prüfen Sie dann, ob diese Aussagen wirklich einer kritischen Überprüfung standhalten. Brauchen Sie nicht auch Kraft, um für andere Menschen möglichst segensreich tätig sein zu können? Sind diese Pausen vom Alltag nicht äußerst sinnvoll? Gewinnen Sie mit Ihren Entspannungsübungen vielleicht sogar Zeit, indem Sie unnötigen Streit vermeiden, zügiger an Lösungsschritte herangehen oder auf andere Ablenkungen verzichten? Gehen Sie bei diesem Zweifel noch einmal Ihre persönliche Motivation durch und machen Sie sich bewusst, wo Sie hinwollen.

Natürlich gibt es wesentlich profanere Störungen Ihrer Übungen wie z.B. die Türklingel oder das Telefon. Suchen Sie sich eine Zeit der Übung, in der Sie nicht gestört werden, in der Sie einigermaßen frisch sind, oder schaffen Sie sich entsprechende Bedingungen.

Möglichkeit 11 – Eine Vision entwickeln
Es wird Zeiten der Unlust und der Schwäche bei Ihren Bemühungen geben. Um diese Zeiten zu überbrücken, aber auch als Motivationshilfe für jeden Tag, ist es sinnvoll, eine Vision von der eigenen Person zu entwerfen. Wohin streben Sie mit Ihren Übungen, was soll am Ende dabei herauskommen? Malen Sie sich diese Vision in den buntesten Farben aus, spüren Sie, wie es sich anfühlt, wenn Sie Ihre Vision erreicht haben.

Diese Vision ist Antrieb in guten Tagen und Ihr Rettungsboot in Zeiten des grau in grau.

Möglichkeit 12 – Die eigenen Stressfaktoren herausfinden
Schauen Sie, was Ihnen negativen Stress bereitet. Die Spanne reicht hier von der Diskussion mit dem Partner über Meetings, Hochzeit, Schulden, Schwangerschaft, kleineren Gesetzesübertretungen, Sex, Klausuren, Erfolg, Seminare, Krankheit, Streit, Hausbau, Urlaub, Tod eines Bekannten, Weihnachten bis hin zu menschlichen Beziehungen im Allgemeinen. Bemühen Sie sich, die stressigen Faktoren in Ihrem Leben zu entdecken und gegebenenfalls Änderungen an der jeweiligen Situation vorzunehmen.

Möglichkeit 13 – Andere um Hilfe bitten

Mancher ertrinkt lieber, als dass er um Hilfe ruft.
Wilhelm Busch, dt. Schriftsteller, Maler und Zeichner, 1832-1908

- ॐॐॐ -

Die Menschen sind oft hilfsbereiter als man für möglich gehalten hätte. Oft verhindert aber falscher Stolz oder Unsicherheit die Aussprache einer Bitte oder den Griff zum Telefonhörer. Hier gilt es, furchtloser zu werden und sich bei einem Problem zu überlegen: Wer könnte jetzt helfen? Nehmen Sie dann gleich Kontakt zu dieser Person auf. Durch die dadurch erlangten positiven Erfahrungen wird Ihnen das Hilfegesuch im Laufe der Zeit immer leichter fallen. Nutzen Sie auch die zahlreichen Foren im Internet.

Möglichkeit 14 – Auf den Körper hören
Unser Körper weiß meist sehr genau, wann es genug für uns ist. Zu diesem Zweck sollte man ihm immer mal wieder Achtsamkeit schenken. Und: Wenn Sie Ihren Körper fragen, würde er Müdigkeit nicht mit einem Kaffee vertreiben. So es nach ihm ginge, wäre eher eine Ruhepause angesagt. Oder ein wenig Bewegung. Oder beides.

Möglichkeit 15 – Distanz schaffen
Bei vielen Problemen des Alltags erweist es sich als hilfreich, zunächst einmal emotionale Distanz zu dem ungünstigen Umstand zu schaffen. Dies ist zum Beispiel durch Aufschreiben der Problematik möglich. Dann ergänzen Sie, was schlimmstenfalls bei dieser Situation herauskommen kann. Oft ist nun ersichtlich, dass dieses Problem der Aufregung nicht wert ist. Zuletzt notieren Sie dazu, was Sie dagegen unternehmen wollen – schon hat man die besten Voraussetzungen für den eigenen Seelenfrieden geschaffen.

Möglichkeit 16 – Die eigene Zeit planen
Viele Menschen haben ein Problem mit der Zeit in Ihrem Leben. Hier ist eine gute Planung des Tagesablaufs hilfreich. So können Sie leichter auf Phasen der Arbeit eine ausreichende Spanne der Ruhe folgen lassen. Sie können im Voraus Zeit für Ihre Übungen schaffen. Dadurch erkennen Sie rechtzeitig, ob irgendwo ein Zeitproblem auftaucht.

Möglichkeit 17 – Schriftlich niederlegen
Wenn Sie ein Problem, ein Vorhaben, Ihre Finanzen oder auch Ihre Gedanken schriftlich festhalten, bewirken Sie damit mehr Klarheit, Präzision und mehr Verbindlichkeit. Scheuen Sie diese kleine Zusatzarbeit also nicht – der Nutzen ist meist sehr groß. Darum immer wieder der Tipp: Belastet Sie etwas, möchten Sie etwas erreichen, sind Sie sich bei etwas unsicher: Legen Sie es schriftlich nieder!

Möglichkeit 18 – Die eigenen Finanzen regeln
Das liebe Geld ist für viele Menschen ein belastender Stressfaktor im Leben. Dabei wäre es doch so einfach: Weniger ausgeben als einnehmen und den Rest gewinnbringend anlegen. Hätte man damit direkt nach der Schule begonnen – man hätte nie ein Geld-Problem. Leider läuft es oft anders, das sollte uns aber nicht von der Bemühung abhalten, auf einen grünen Zweig zu kommen. Zuallererst müssen natürlich vorhandene Schulden abgebaut werden. Grundsätzlich empfiehlt sich ein Haushaltsbuch, welches alle Einnahmen und Ausgaben auflistet.

Möglichkeit 19 – Seien Sie gut zu sich selbst
Ein dringender Tipp am Ende. Vergessen Sie nie: Sie sind die wichtigste Person für Ihr Wohlbefinden. Setzen Sie sich nicht zu sehr unter Druck. Verlangen Sie nicht zu viel von sich selbst. Vor allem: Verurteilen Sie sich nicht selbst. Hilfreich hierbei ist es, bei anderen Menschen auch mal ein Auge zuzudrücken und Toleranz gelten zu lassen. Setzen Sie sich keine unrealistischen Ziele, die Sie dann nicht erreichen und sich dafür wieder unbewusst schelten.

- ॐॐॐ -

Übereifer

Ein junger ZEN-Schüler war für seinen besonderen Eifer bekannt. Er meditierte Tag und Nacht und unterbrach seine Übungen nur mit Widerwillen zum Essen oder Schlafen.
So wurde sein Körper immer schwächer und der Schüler immer erschöpfter.
Der Meister riet ihm, langsamer und schonender vorzugehen, auch zwischendurch einmal freizumachen. Doch davon wollte der Schüler nichts wissen.
»Warum drängst du so nach vorne?«, fragte ihn der Meister.

»Ich strebe nach Erleuchtung«, antwortete der Schüler. *»Da habe ich keine Zeit zu verlieren.«*
»Und woher weißt du, dass die Erleuchtung vor dir liegt, sodass du ihr entgegenlaufen musst?«, fragte der Meister. »Es könnte doch sein, dass sie dir hinterher schreitet und du nichts anderes machen müsstest, als einfach nur anzuhalten«
Nacherzählt nach Feldman/Kornfield

- ॐॐॐ -

3.2 Achtsamkeit als Lebensprinzip

Wie wir erfahren haben, ist die Reaktion des Menschen auf Stressfaktoren im geistigen und körperlichen Sinne oft vollkommen autonom, viele Auswirkungen (auch Gemütszustände) bleiben deutlich länger als nötig erhalten. Gibt es denn ein Patentrezept gegen diese negativen Stressreaktionen?

Sie können auf jeden Fall bei allen stressigen Situationen achtsam ihre eigenen Reaktionen wahrnehmen. Aus dieser bewussten Wahrnehmung heraus entstehen dann individuell ganz neue Möglichkeiten. So können Sie zum Beispiel einen Schritt aus der Situation heraus machen und diese quasi von oben aus der Vogelperspektive betrachten. Das eröffnet neue Sichtweisen und Handlungsoptionen. Sie finden durch diese Achtsamkeit die Kraft, sich in Ihr Gegenüber zu versetzen. Das setzt oft Probleme ins rechte Licht. Schauen Sie selbst, was alles möglich wird.

In unserem Übungsprogramm schulen wir diese Achtsamkeit. Sei es durch die Entspannungsübungen, die Meditationen oder Körperreisen – immer müssen Sie diese Achtsamkeit dem Moment gegenüber üben. Dies ist der wichtigste Gewinn aus den Übungen neben der sofortigen Erholung Ihres Körpers.

Beispielsweise wird in den Übungen geraten, schmerzende Körperregionen (vor allem in den Sitzhaltungen) einfach einmal ohne einzugreifen und ohne sich zu bewegen nur zu registrieren und zu beobachten. Durch diese Vorgehensweise stärken Sie Ihre Fähigkeit, auch negative Zustände unerschrocken wahrzunehmen. Sie erinnern - das ist der erste Schritt zu deren Lösung.

Grundsätzlich sollten Sie alle körperlichen und emotionalen Reaktionen ohne den Wunsch der Veränderung beobachten. Lassen Sie sie zu. Benennen Sie den Zustand (aha, mein Herz rast – Konzentration auf das Herz, soso, Wut kommt hoch – spüren der Wut) und dann, wenn Sie die

Reaktion genügend wahrgenommen haben, konzentrieren Sie sich auf Ihre Atmung. Und wenn Sie sich dadurch ausreichend beruhigt haben, reagieren Sie und halten nach der Lösung Ausschau.

3.3 Ganzheitlich sein und handeln

Die Summe der Teile ist nicht das Ganze.
Laotse, chinesischer Philosoph, 4. - 3. Jahrhundert v.Chr.
Und das Ganze ist größer als der Teil.
Euklid: Elemente, griechischer, Mathematiker, ca. 365 v. Chr. - 300 v. Chr.

- ॐॐॐ -

Ganzheitlichkeit ist zu einem vielfältig benutzen Begriff geworden. Überall spricht man davon. Ob in der Wirtschaft, in der Natur oder im eigenen Leben. Was ist für uns an »ganzheitlich« wichtig?

Ganzheitlich im persönlichen Sinne heißt vor allem, dass Sie Ihre Interdependenz mit der Umgebung erkennen. Machen Sie sich die gegenseitige Abhängigkeit von allem bewusst. Sie können zum Beispiel einen beliebigen Gegenstand des Alltags nehmen, und im Geiste nachvollziehen, wie dieser zu Ihnen gelangt ist. Sie erkennen dann die Unzahl an Menschen, die hieran mitgearbeitet haben und Sie sehen, dass ein großer Anteil daran ein Geschenk ist: Alle Rohstoffe und Energie werden uns ja einfach geschenkt – kein Mensch hat sie erschaffen.

Auch wir Menschen sind aus Natur aufgebaut, eingebettet in die Natur und vom grundlegenden Wesen her »natürlich«. Entsprechend befinden wir uns mit den uns umgebenden Systemen in Wechselwirkung. Dieses wahrzunehmen und in seinem Leben zu beherzigen ist ein Element des ganzheitlichen Handelns und wirkt sich wohltuend auf unser seelisches Wohlbefinden aus. Natürlich sollten Sie auch hier beide Seiten betrachten. Der Mensch ist ein Teil des Ganzen und zugleich auch ein autonomes Wesen – die Rückbesinnung auf uns selbst ist für unser Wohlbehagen ebenfalls förderlich. Wir sollten also ein Gleichgewicht in unserem Leben finden, welches Aktivität und Ruhe, Außenaktivität und inneres Zurückziehen in gesunder Balance hält. Dieses Austarieren des Gleichgewichts ist immer wieder eine neue Herausforderung.

3.4 Bewegung und Co.

Viele Menschen profitieren neben einem gesünderen Körper vor allem emotional von mehr Bewegung.

Sanfter, achtsamer Sport
Bewusste körperliche Anstrengung, die nicht in körperlicher Erschöpfung mündet, wird Sie auf Ihrem Weg zu einer entspannten Lebensweise weiter voranbringen. Die Zahl der positiven Auswirkungen regelmäßiger Bewegung ist Legion und soll hier nicht weiter aufgeführt werden. Ich möchte nur kurz auf die wichtigsten Eckpunkte für das Betreiben einer Sportart vor dem Hintergrund einer entspannten Lebensweise eingehen.

Leichtes Laufen
Das Laufen (oder Walking, zügiges Spazierengehen, Fahrradfahren) in der freien Natur kann zu einem Quell positiver Gefühle für Ihr ganzes restliches Leben werden. Dabei gibt es aber einige Punkte zu beachten:

Starten Sie langsam - jede Form von Übertreibung sollte insbesondere am Anfang vermieden werden. Ihr Körper merkt sich diese Erschöpfung und der Angang zum nächsten Lauf wird Ihnen deutlich schwererfallen. Bleiben Sie also entspannt innerhalb Ihrer Grenzen, der Wohlfühl- und Entspannungseffekt wird so auch am größten ausfallen.

Kein übertriebener Ehrgeiz - wollen Sie sich auch Ihr Freizeitvergnügen mit dem Stress des Leistungsvergleiches trüben lassen? Wohlgemerkt: Nichts spricht gegen den sportlichen Wettkampf, nur bringt ein starker Ehrgeiz eher mehr Stress in Ihr Leben. Wenn Sie also ein Gegenmittel für Ihr stressiges Leben suchen, sollten Sie das Laufen entspannt angehen. Sie werden auch so immer weiter und lockerer laufen können. Der übertriebene Ehrgeiz ist auch Hauptursache für die Vielzahl an Sportverletzungen.

Achtsam laufen - nutzen Sie auch das Laufen für das Üben Ihrer Achtsamkeit. Achten Sie auf Signale aus Ihrem Inneren, spüren Sie hin und wieder durch Ihren Körper. Alternierend nehmen Sie bewusst Ihre Umgebung mit allen Sinnen wahr: optische Reize, Gerüche und die Vielfalt der Geräusche auf Ihrer Laufstrecke. Diese Achtsamkeit in Bezug auf Ihren Körper ist ebenfalls eine gute Verletzungsprophylaxe.

In der Natur - laufen Sie in Wald und Flur, möglichst bei Sonnenschein auf weichem, federndem Boden. Energiegewinn und Entspannungseffekt werden so am höchsten ausfallen.

Hatha-Yoga

Das Ziel des Yoga ist es, das Bewusstsein dem Göttlichen gegenüber zu öffnen und immer mehr im inneren Bewusstsein zu leben, während man aus ihm heraus auf das äußere Leben einwirkt.
Sri Aurobindo, Letters on Yoga, indischer Yogameister, 1872 - 1950
- ॐॐॐ -

Viele haben heutzutage schon einmal Yoga geübt. Gemeint ist hier in aller Regel der Hatha-Yoga – das sind die körperlichen Übungen mit anschließender Entspannungsrunde. Worin liegt eigentlich der Unterschied der Yogastunde zu einer Runde Gymnastik? Die Yoga-Übungen sollten mit voller Achtsamkeit ausgeführt werden, die körperliche Betätigung ist dabei eher zweitrangig. Das Hineinspüren in die betroffenen Körperteile, die Koordination mit dem tiefen, bewussten Atem zeichnet die Yogaübung aus.

Hatha-Yoga lernen Sie am besten bei einem Yoga-Lehrer bzw. einer Lehrerin. Achten Sie bei der Auswahl neben der fachlichen Qualifikation auch auf Ihr Gefühl in Bezug auf den/die LehrerIn. Sie sollten der Person vertrauen und gerne bei ihr üben. Und was zum Laufen gesagt wurde, gilt auch fürs Yoga: Entwickeln Sie keinen übertriebenen Ehrgeiz. Viele lassen sich von den fortgeschrittenen Schülern anstecken und dehnen über den körperlichen Schmerz hinaus, um nicht so anfängerhaft auszusehen. Das ist unsinnig und gefährlich, ein gezerrtes Körperteil braucht Monate bis Jahre zur Regeneration. Machen Sie sich klar: Die Dehnfähigkeit kommt erst im Laufe der Jahre. Sie können aber von Anfang an genauso achtsam und konzentriert wie die fortgeschrittenen SchülerInnen üben – und das ist es, worauf es beim Yoga ankommt. Und das ist es auch, was Ihnen die Entspannung in Ihr Leben bringen wird.

3.5 Den eigenen Weg finden

Neben dem bisher Gesagten gibt es noch eine Fülle an Möglichkeiten, mehr Entspannung, Ruhe und Freude ins Leben zu bringen. Nichts wirkt hier bei jedem gleich. Finden Sie Ihr eigenes Portfolio an Wegen, sich das Leben zu verschönern. Wenn Sie die für Sie wirkungsvollsten Möglichkeiten gefunden haben, schreiben Sie sich diese auf und packen Sie sich diese Zusammenstellung ins Portemonnaie! So haben Sie diese Liste als eine Art »Notfallkoffer« in trüben oder hektischen Stunden immer zur Hand. Eventuell ergänzen Sie diese Aufzählung noch um einige der folgenden Punkte:

- Frühes Aufstehen, ruhiger Tagesanfang
- Dankbarkeit entwickeln und pflegen
- Aufschreiben, was alles gut läuft
- Pufferzonen zwischen Arbeit und Freizeit schaffen
- Beten
- Zeit nehmen für Essen, Trinken, Toilettengang
- Gespräche mit anderen
- Musik
- Schlafen
- Haustier
- Singen
- Tief atmen
- NLP
- Jammern (begrenzt)
- …

4. Die Übungen

Die Ruhe der Seele ist ein herrliches Ding und die Freude an sich selbst.
Johann Wolfgang von Goethe, deutscher Schriftsteller, 1749 - 1832

- ॐॐॐ -

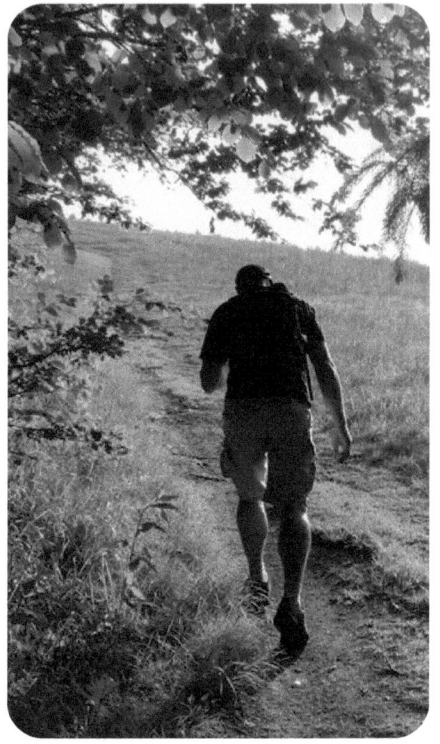

Nun steigen Sie richtig in die Praxis ein. Ich hoffe, dass Sie es jetzt kaum noch erwarten können, die verschiedenen Entspannungsverfahren kennenzulernen. Denn ohne Motivation werden Sie schwerlich das Durchhaltevermögen entwickeln um die Verfahren regelmäßig, in den ersten Wochen möglichst jeden Tag, durchzuführen. Und erst dann ernten Sie, wie erläutert, den vollen Lohn der Entspannungstechniken. Falls Sie also noch ein wenig Begeisterung benötigen, lesen Sie noch einmal das Kapitel über die positiven Effekte der Entspannungsverfahren.

Vertrag mit sich selbst

Mein Vorschlag: Entwerfen Sie einen Vertrag mit sich selbst. Darin verpflichten Sie sich, X-Wochen – je mehr, je besser :-) – jeden Tag eine der Entspannungstechniken durchzuführen. Wenn Sie dieses schriftliche Versprechen durchhalten, gönnen Sie sich eine attraktive Belohnung. Lassen Sie diese nicht zu klein ausfallen, schließlich geht es um das Erlernen einer segensreichen Betätigung. Verfassen Sie diesen Vertrag schriftlich, beschreiben Sie Ihre Belohnung, eventuell führen Sie darauf eine Strichliste (in Wochen unterteilt, pro Tag/Übungsrunde einen Strich).

Warum reicht es denn nicht, ein einziges Entspannungsverfahren zu lernen? Warum nicht einfach die Beste aller Techniken üben? Die Antwort auch hier: Die Übungen wirken bei jedem unterschiedlich, und im Laufe der Zeit verändert sich zusätzlich einiges. Wenn bei Ihrem Nachbarn das autogene Training besonders tief gehende Entspannungserfahrungen hervorruft, könnten bei Ihnen viel erfreulichere Ergebnisse durch die Körperreise erfolgen. Und wenn Sie zu Beginn Ihrer Übungsreise mit der Meditation noch nichts anfangen können, mag sich dies nach mehrmonatiger Übung eines einfacheren Entspannungsverfahrens ganz anders darstellen.

Bei den Übungen gibt es verschiedene Komplexitätsgrade und manche Techniken bearbeiten mehr innere Ebenen als andere. Damit ist aber keine Wertung verbunden. Wichtig ist, welche Übung bei Ihnen am besten wirkt. Sinnvoll ist von daher, alle Übungen zu testen, durch die Audio-Dateien ist das problemlos möglich. Im Laufe der eigenen Entwicklung sollten Sie dann immer mal eine selten oder gar nicht geübte Technik integrieren. Denn die Übungen wirken immer wieder anders. Unsere Lebenssituation verändert sich laufend, die Herausforderungen des Alltags wechseln, so können auch die Übungen jeweils unterschiedlich greifen.

Wir beginnen unser Übungsprogramm mit der progressiven Muskelentspannung – einer altbewährten und im Westen verbreiteten Entspannungsmethode. Danach erlernen Sie, nicht minder bekannt, das autogene Training. Für Tage, an denen die Zeit knapp ist, erhalten Sie eine kurze Übungsalternative, zu der Sie nur wenige Minuten benötigen. Danach lernen Sie dann die Atembeobachtung zu Ihrem Vorteil zu nutzen, üben eine Körperreise, eine yogische Tiefenentspannungstechnik und runden schließlich Ihr Übungsprogramm mit einer Meditationspraxis ab. Geballtes Übungswissen, aus dem Sie Ihre Favoriten nach Bedarf auswählen können.

Abklärung mit dem Arzt
Wenn Sie an einer psychischen Erkrankung (wie z.B. Schizophrenie) leiden, sollten Sie vor Ausführung der Übungen mit einem Facharzt Rücksprache halten. Ebenso kann es bei einigen Beschwerden, wie z.B. Asthma, eventuell eher stressfördernd sein, sich zu sehr auf die Atmung zu konzentrieren. Hören Sie also auf Ihren Körper und Ihre Gefühle. Wenn Sie Schwierigkeiten feststellen, klären Sie diese bitte mit Ihrem Arzt.

Haben Sie Geduld
Manche Methode braucht Ihre Zeit, bis Sie beherrscht wird. Zwar ist meist der Anfangserfolg durchaus bemerkenswert, aber um die Übung dann dauerhaft zu meistern, sollten Sie den Übungen Zeit geben. Wählen Sie aus den vorgestellten Techniken Ihre(n) Favoriten aus und üben Sie so lange, bis Sie diese Übung gelernt haben (beim autogenen Training dauert dies zum Beispiel in der Regel 3 Monate).

Gewöhnungseffekt vermeiden
Wie gesagt, bei den ersten Übungsrunden einer neuen Technik sind die Erfahrungen sehr eindrücklich. Doch dann, nach einigen Tagen, kennt man die Übungsschritte schon, ist nicht mehr ganz bei der Sache, schweift vielleicht zu den kommenden Geschehnissen des Tages ab und ... verspürt auf einmal gar keinen so tiefen Entspannungseffekt mehr. Vermeiden Sie diesen negativen Gewöhnungseffekt und seien Sie so konzentriert wie nur möglich in jeder Übungsrunde (Anfängergeist!).

Üben Sie regelmäßig und ausdauernd
Wie schon mehrfach betont, darf auch hier der Hinweis zu allen Übungen nicht fehlen, dass diese natürlich regelmäßig durchgeführt werden sollten. Das bedeutet in den ersten 8 Wochen mindestens 5-mal die Woche, am besten täglich. Nur so können Sie wirklich erleben, welchen Effekt die Übungen für Ihr Leben bereithalten.

Entspannungsverfahren sind übende Verfahren und es gibt keine Meisterschaft ohne Übung. Doch behalten Sie bitte genauso im Gedächtnis, dass Entspannung kein Selbstzweck ist, sondern nur Mittel zum Zweck. Dieses Buch gibt Ihnen eine Fülle an Werkzeugen für ein entspannteres Leben an die Hand. Lassen Sie sich durch die Fülle nicht überwältigen, sondern gehen Sie Ihren Weg in Ihrem eigenen Tempo.

4.1 Ein Wort zur Mahnung

Entspannung oder ein entspannter Zustand ist kein Allheilmittel. Wenn Sie grundsätzlich unfreundlich oder unzuverlässig sind, wird auch die beste Entspannungstechnik Sie nicht vor negativen Reaktionen Ihrer Mitmenschen schützen. Wenn Sie partout immer erst einmal vom Schlechtesten ausgehen wollen, werden sich auch trotz großer Erfolge in der Entspannung depressive Tendenzen einstellen. Damit meine ich: Auch die tiefste Entspannung schützt Sie nicht vor Entscheidungen, vor dem Handeln. Sie werden aber deutlich mehr geistige Kraft verspüren und wesentlich die Fähigkeit zu guten Entscheidungen erhöhen.

Wichtig: Nicht in jeder Situation können/dürfen Sie Entspannungsübungen anwenden. Zum Beispiel wenn Sie einen akuten Asthmaanfall erleiden. Oder, wenn ein besonders unangenehmer Gedanke im Vordergrund steht, sollte man sich vielleicht lieber ablenken oder Sport treiben. Durch den Gang in die Entspannung können sich negative oder bedrohliche Gedanken verstärken. Ganz generell werden durch Entspannungsübungen Gedanken mehr wahrgenommen. Kommen in diesem Moment eher bedrückende Gedanken auf, sollten Sie diese lieber erst einmal möglichst aufmerksam beobachten und dann versuchen, sie durch positive Gedanken zu ersetzen.

Es gibt noch eine Reihe von Gefahren auf dem Weg, der ins Innere führt. Diese sind für die reinen Entspannungsübungen nicht sonderlich relevant und sollen daher hier nur am Rande gestreift werden. Es besteht die Gefahr, sich »in sich selbst zu verirren« und den Bezug zur Außenwelt zu verlieren. Bei Persönlichkeitsstörungen, schweren psychischen Problemen sowie bei einer latenten Psychose sollten Sie alleine keine Entspannungsübungen ausprobieren. Auch für Menschen mit schweren Depressionen und starken Angstzuständen ist Vorsicht geboten, weil sich die Betroffenen ohnehin meist stark nach innen zurückziehen. Halten Sie dann immer zunächst Rücksprache mit Ihrem behandelnden Arzt.

Doch nun zu den Übungen.

4.2 Progressive Muskelentspannung

Courage ist gut, aber Ausdauer ist besser. Ausdauer,
das ist die Hauptsache.
Theodor Fontane, deutscher Dichter, 1819 – 1898

- ॐॐॐ -

Die progressive Muskelentspannung wurde von Edmund Jacobsen in den 20er und 30er Jahres des 20. Jahrhunderts entwickelt. Ursprünglich noch recht kompliziert wurde diese Übung rasch für den Alltagsgebrauch vereinfacht. Seitdem wird diese Entspannungsübung mit großem Erfolg gelehrt und angewendet; sie wurde in vielen medizinischen Studien auf ihre Wirksamkeit untersucht.

Grundsätzlich verläuft die Übung wie folgt: Sie spannen ein Körperteil an, halten diese Spannung einige Sekunden und lassen die Anspannung dann los. Die Wahrnehmung wird auf die jeweils unterschiedlichen Zustände gerichtet. Ziel ist es, willkürlich Entspannungszustände herbeizuführen, den ganzen Körper auf Wunsch zu entspannen. Auch ohne vorherige Anspannung. Und natürlich, wie bei allen Übungen, die Sensibilität für den Körper zu steigern und Entspannungszustände erst einmal wahrzunehmen.

Audiodatei und Sprechanleitungen
Wie zu jeder Übung finden Sie auch zur progressiven Muskelentspannung eine Audiodatei zum Üben. Idealerweise haben Sie diese auf Ihrem MP3-Player oder Handy immer bei sich, um jederzeit eine Übungsrunde durchführen zu können. Sie können sich die Audio-Übungsdateien auch auf CD brennen und mit jedem CD-Player anhören.

Sie erhalten die Audiodateien plus Sprechanleitung zum Ausdruck plus Word-Vorlage (z.B. für eigene Anpassungen an der Sprechanleitung) unter:

boedeker.de/go-103

Sie werden aufgefordert, einen Benutzernamen und ein Passwort einzugeben. Bitte geben Sie diese Zugangsdaten nicht weiter:
Benutzername: Entspannung
Passwort: X83sbe4
Hinweis: Die Sprechanleitung finden Sie auch im Anhang zum Buch.

Die Übung
Die progressive Muskelentspannung ist im Vergleich zu einigen der übrigen Entspannungsübungen einfach zu erlernen. Das macht Sie für die Praxis in Krankenhäusern und Reha-Kliniken sehr beliebt. Entsprechend viele Kurse werden Sie auch in Ihrer Umgebung finden.

Übungshaltung
Oftmals wird eine aufrechte Sitzhaltung für die progressive Muskelentspannung empfohlen. Sie wählen hierfür am besten einen Stuhl mit Lehne aus. Ihr Rücken kann locker an der Lehne angelehnt sein, der Kopf sitzt gerade auf dem Hals. Ihre Hände ruhen auf Ihren Schenkeln, die Beine stehen leicht auseinander. Die Schultern fallen locker nach hinten unten.

Finden Sie hier die für Sie angenehmste Sitzhaltung für die gesamte Dauer der Übung.

Alternativ kann diese Übung auch im Liegen durchgeführt werden. Die Hände ruhen dabei locker neben dem Körper, die Beine sind leicht gespreizt, die Füße fallen locker nach außen. Eventuell legen Sie ein kleines Kissen unter Ihre Knie. Üben Sie in lockerer Kleidung in einem warmen Raum. Stellen Sie sicher, dass Sie während der Übung nicht gestört werden.

Durchführung – 7 Muskelgruppen

Kommen Sie am Anfang erst einmal in der Übung an. Spüren Sie durch Ihren ganzen Körper. Achten Sie auf Ihren Atem. Warten Sie ab, bis der Atem zur Ruhe gekommen ist. Atmen Sie durch die Nase. Dann spüren Sie den Stuhl, die Rückenlehne und den Boden unter Ihren Füßen. Korrigieren Sie eventuell noch einmal leicht Ihre Sitzhaltung. Dann lassen Sie sich immer tiefer fallen, entspannen bei jedem Ausatmen etwas tiefer.

Hände und Arme

Sie beginnen mit den Händen und den Armen. Fühlen Sie in Ihre Hände und in Ihre Unterarme hinein. Wie fühlt sich die rechte Hand im Vergleich zur Linken an? Wie der Unterarm?

Dann konzentrieren Sie sich auf Ihre rechte Hand und Ihren rechten Arm. Ballen Sie die Hand zur Faust und spannen Sie alle Muskeln des Armes an. Beugen Sie den Arm dazu leicht, damit auch der Bizeps voll angespannt werden kann. Halten Sie die Anspannung für einige Sekunden an und entspannen Sie dann komplett Ihre rechte Hand und Ihren rechten Arm. Fühlen Sie die fortschreitende Entspannung. Machen Sie erst weiter, wenn Sie das Gefühl haben, dass Ihre rechte Hand und Ihr Arm komplett entspannt sind und Ihre Atmung wieder ruhig fließt.

Dann wechseln Sie zur linken Hand und zum linken Arm. Wiederholen Sie die Prozedur aus Anspannung und Entspannung.

Dauer der Anspannung

Die Dauer der Anspannung sollte ca. 10-20 Sekunden oder 2 Atemzüge betragen, die Entspannungsphase darf mindestens 3-mal so lang sein. Sie können mit den Zeiten spielen. Manche fühlen sich wohler, wenn Sie nur 3 Sekunden anspannen, andere können die Entspannung erst spüren, wenn Sie deutlich über 10 Sekunden die Anspannung gehalten haben.

Lösen der Anspannung
Lösen Sie die Anspannung immer mit einer Ausatmung.

Fokus
Achten Sie darauf, dass Sie immer nur den jeweiligen Bereich anspannen, der gerade im Fokus steht. Der Rest des Körpers sollte dabei entspannt bleiben.

Atem
Atmen Sie während der Entspannungsphasen immer wieder in die entspannte Muskulatur, spüren Sie den Atem in Ihrer Vorstellung in diesem Bereich. Dies verstärkt den Entspannungszustand und erhöht die Sensibilität für den jeweiligen Bereich.

Gesicht
Nun wandern Sie mit Ihrer Aufmerksamkeit zum Gesicht. Spüren Sie einige Atemzüge in Ihr Gesicht hinein. Dann führen Sie auch hier eine Anspannungsphase durch: Spannen Sie alle Muskeln Ihres Gesichtes an. Ziehen Sie Ihre Stirn zusammen, kneifen Sie die Augen zu und öffnen Sie den Mund ganz breit. Die Zähne können Sie zusammenbeißen. Auch hier gehen Sie durchaus an Ihre Belastungsgrenze, aber ohne dass es schmerzt. Halten Sie die Anspannung wie gewohnt nach eigenem Ermessen, ca. 2-3 Atemzüge lang. Dann entspannen Sie wieder komplett das Gesicht. Spüren Sie, wie Ihr Gesicht lebendig durchblutet, geradezu vitalisiert ist und nun nahtlos in die Entspannung fällt. Spüren Sie die Entspannung in Stirn, Wangen, Nase, Mund, Kinn und Augen. Machen Sie erst weiter, wenn Sie überall die Entspannung gut fühlen.

Brust und Schultern
Sie wandern nun mit Ihrer Aufmerksamkeit abwärts zu Nacken, Schultern und Brust. Spüren Sie hier schon Entspannung oder entdecken Sie noch Verhärtungen? Wie verhält sich dieser Bereich zu den schon entspannten Armen oder dem Gesicht? Fühlen Sie Unterschiede zwischen den Körperregionen?

Nun folgt auch hier die Anspannungsphase: Ziehen Sie Ihre Schultern nach unten und spannen Sie gleichzeitig Schultermuskulatur und Brustmuskulatur an. Halten Sie die Anspannung durchgehend, strengen Sie sich richtig an.

Dann lassen Sie abrupt los und entspannen komplett, mindestens 3-mal so lange, wie Sie zuvor angespannt hatten. Spüren Sie nach und entspannen Sie, bis Schulter und Brustkorb komplett entspannt sind.

Schulterbereich
Viele Menschen haben aufgrund der modernen Lebensführung mit den vielen sitzenden Tätigkeiten Probleme im Nacken- und Schulterbereich. Führen Sie die Übung deshalb in diesem Sektor besonders gründlich durch.

Rücken und Bauch
Nun gehen Sie weiter zum Rücken. Fühlen Sie die Wirbelsäule, spüren Sie die Rückenwirbel, versuchen Sie den unteren Rückenbereich zu erspüren.

Im Anschluss ziehen Sie kräftig die Schulterblätter zurück, spannen somit den Rücken an und übertragen die Anspannung auf den unteren Rücken und den Bauch. Halten Sie die Anspannung kräftig 5-20 Sekunden lang an. Beachten Sie, dass die Anspannung beim Einatmen größer ist als beim Ausatmen.

Dann entspannen Sie wieder und genießen das wohlige Gefühl. Bleiben Sie achtsam, wandern Sie konzentriert mit Ihrer Aufmerksamkeit durch Ihre Rücken- und Bauchregion und erspüren Sie, ob sich noch irgendwo Anspannung finden lässt. Erst wenn das nicht mehr der Fall ist, schreiten Sie fort.

Das Gesäß und das Becken
Nun wandern Sie weiter runter zum Gesäß und zum Becken. Wandern Sie fühlend durch diesen Bereich.

Dann spannen Sie kräftig Ihre Gesäß- und Beckenmuskeln an. Betätigen Sie kräftig Ihren Schließmuskel. Halten Sie die Anspannung wie üblich für ca. 2 Atemzüge.

Dann lassen Sie los. Entspannen Sie Ihr gesamtes Gesäß und Ihr Becken. Was fühlen Sie, wenn sich dieser Bereich wieder im Fluss befindet? Lösen Sie auch noch die letzte Anspannung auf und wandern Sie dann runter zu Ihren Beinen und Füßen.

Beine und Füße
Spüren Sie zunächst wieder, wie sich Ihre Beine und Füße anfühlen. Vergleichen Sie das rechte Bein mit dem linken. Lassen sich Unterschiede feststellen? Gehen Sie mit Ihrem Vergleich runter bis zu den Fußsohlen.

Dann beginnen Sie mit der Anspannung zunächst im rechten Bein und Fuß. Spannen Sie stark Ihren rechten Oberschenkel an, Ihren rechten Unterschenkel und möglichst umfassend auch Ihren rechten Fuß. Dazu krümmen Sie Ihre Zehen nach vorne und pressen den Fuß in den Boden. Je nachdem, ob Sie sitzen oder liegen, müssen Sie das etwas unterschiedlich ausführen, wichtig ist nur, dass auch Ihr kompletter Fuß stark angespannt wird. Halten Sie die Anspannung für gute 2 Atemzüge.

Danach lassen Sie wie zuvor auch komplett los und wandern mit Ihrer Achtsamkeit und Ihrem Atem vom Oberschenkel bis zu Ihren Fußspitzen. Stellen Sie sicher, dass alle Muskeln entspannt ruhen.

Im Anschluss wiederholen Sie die Prozedur mit Ihrem linken Bein und Ihrem linken Fuß.

Durch den Körper wandern

Als Nächstes reisen Sie mit Ihrer Achtsamkeit in umgekehrter Reihenfolge durch den Körper nach oben. Lassen Sie sich Zeit für diese Körperwanderung. Versuchen Sie selbst die kleinste Anspannung aufzuspüren. Atmen Sie dann ganz bewusst in diesen Bereich hinein, um die Anspannung weiter aufzulösen. Fangen Sie bei den Füßen an und wandern Sie so durch den ganzen Körper nach oben, bis Sie bei Ihrer Stirn angekommen sind.

Den ganzen Körper spüren

Am Ende fühlen Sie Ihren ganzen Körper in tiefer Entspannung. Genießen Sie den Zustand, aber bleiben Sie wachsam für alles, was nun auftritt. Seien es Gedanken, Gefühle oder Empfindungen aus dem Körper. Spüren Sie jeweils kurz hin oder schauen Sie sich den aufkommenden Gedanken an und kommen Sie dann wieder zurück zur Erspürung Ihres gesamten Körpers in seinem entspannten Zustand.

Beenden

Wenn Sie die Übung abschließen möchten, vollführen Sie dies aktiv und bewusst. Bei der Durchführung am Tage beginnen Sie damit, sich zu räkeln und zu strecken. Sagen Sie sich in vollem Vertrauen: »Ich bin nun wieder erfrischt und erholt und freue mich auf den weiteren Tag.« Wenn Sie die Übung vor dem Einschlafen ausführen, sagen Sie sich etwas in dieser Richtung: »Ich bin vollkommen entspannt und von tiefer Müdigkeit erfüllt. Ich schlafe wunderbar ein und wache morgen früh frisch und erholt auf.«

Aktives Ende
Das aktive und bewusste Beenden der Übung ist von großer Wichtigkeit. Gehen Sie nicht übergangslos zurück in den Tag.

Übungsvariationen
Die progressive Muskelentspannung wird in einigen Kursen etwas detaillierter begonnen. Analog zur obigen Vorgehensweise dürfen Sie die Körperregionen weiter unterteilen und dadurch wie folgt durch Ihren Körper gehen:

- Rechte Hand und rechter Unterarm, 2-mal hintereinander anspannen und lösen
- Linke Hand und linker Unterarm, 2-mal hintereinander anspannen und lösen
- Beide Hände und Unterarme zusammen
- Rechter Arm, 2-mal anspannen und lösen
- Linker Arm, 2-mal anspannen und lösen
- Beide Arme zusammen
- Die Stirn
- Die Augen
- Die Wangen
- Die Nase
- Der Mund mit Zähnen, Zunge und Kiefer
- Die Schultern
- Die Brust
- Den Rücken
- Den Bauch
- Das Gesäß
- Das Becken
- Rechtes Bein
- Linkes Bein
- Rechter Fuß
- Linker Fuß

Mit fortgeschrittener Kunstfertigkeit fassen Sie dann die Muskelgruppen immer weiter zusammen. Die vorgestellte Übung ist ein guter Kompromiss für den Einstieg in die Übung bei einem durchschnittlich verspannten Menschen. Wenn Sie sich für einen schweren Fall halten oder Probleme mit dem Spüren der Entspannung haben, starten Sie die Übung bitte mit der vorgeschlagenen, detailreicheren Vorgehensweise. So können Sie leichter auf die einzelnen Körperteile eingehen. Bedenken Sie dabei bitte, dass die Übungsdauer zunimmt, je mehr Einzelanspannungen Sie durchführen.

Ein weiterer Fortschritt mit noch größerer Zusammenfassung der Muskelgruppen wäre zum Beispiel die folgende Aufteilung:
- Hände und Arme
- Gesamter Kopf mit Nacken
- Gesamter Rumpf mit Schultern, Brust, Rücken, Gesäß, Becken und Bauch
- Beide Beine und Füße zusammen

Wenn Sie bereits sehr geübt sind, können Sie auf die Anspannungsphasen verzichten. Die reine Konzentration auf das jeweilige Körperteil führt dann schon zur Entspannung. In dieser Form ähnelt die Übung dann der später beschriebenen Körperreise.

Beachten Sie
Schlafen Sie möglichst nicht bei der Übung ein. Dies kann natürlich das Ziel sein, insbesondere dann, wenn Sie vor dem Einschlafen üben. Aber in der Regel wollen wir mit der Übung eine Kontrolle über unsere Verspannungszustände erreichen. Und das gelingt nun einmal nur bei vollem, achtsamen Bewusstsein.

Die Muskelanspannung ist kein Krafttraining! Unser Ziel liegt lediglich darin, den Muskel deutlich zu spüren, nicht am ganzen Leibe zu zittern, während wir den Muskel anspannen.

Korrigieren Sie am Anfang immer wieder Ihre Sitzhaltung. Ein großer Spiegel erweist sich dabei als hilfreich. Sie sollten entspannt auf dem Stuhl sitzen und nicht schon in der Sitzhaltung verkrampfen.

Häufigkeit des Übens
Am besten wäre es, Sie üben die progressive Muskelentspannung täglich. Sie werden dadurch immer leichter und tiefer in die Entspannung gelangen. Die Übung kann Ihre volle Wirkung erst nach einigen Wochen regelmäßiger Übung entfalten. Falls sich am Ende die progressive Muskelanspannung als Ihre bevorzugte Übung erweist, sollten Sie diese regelmäßig bis zur Perfektion üben.

Hinweis zur Audioübung
Wie bei fast allen Audioübungen sollten Sie auch hier nach einiger Zeit versuchen, immer mal wieder ohne die Audiodatei zu üben. Sie können so individueller auf Ihren persönlichen Zustand eingehen und erreichen auch ein höheres Selbstbewusstsein.

Tagebuch/Erfahrungsbericht
Notieren Sie hin und wieder Ihre Erfahrungen aus den Übungen schriftlich. Dies dient vielerlei Zwecken: der eigenen Bewusstmachung der Erfahrung, der verstandesmäßigen Durchdringung der Erfahrung, dem Aufspüren von Problemen und deren Behebung sowie der Motivation am weiteren Üben durch das schriftliche Verdeutlichen der Übungserfahrungen. Sie sehen: eine Arbeit, die sich lohnt!

Webhinweis
Im Internet finden Sie eine weitere kostenlose Audio-Übungsdatei zur progressiven Muskelentspannung unter www.schmerzakademie.de.

4.3 10-Minuten-Kurzentspannung

Ich stelle Ihnen nun eine 10-minütige Kurzentspannungsübung vor. Diese Übung können Sie immer dann durchführen, wenn Sie nur wenig Zeit für Ihre Entspannung haben. Sie sollten die Übung bevorzugt im Liegen ausführen – es funktioniert aber auch im Sitzen. Ideale Einsatzmöglichkeit für diese Kurzübung wäre zum Beispiel die Zeit zwischen Arbeit und Feierabend, bevor Sie sich ins Familienleben stürzen. Entweder Sie halten kurz auf einem Parkplatz Ihres Heimweges oder ziehen sich direkt nach der Ankunft für die erforderlichen 10 Minuten ins Arbeitszimmer zurück. Dieser kleine Break liefert Energie und Freude für den restlichen Tag.

Audiodatei und Sprechanleitungen
Wie zu jeder Übung finden Sie auch zur Kurzentspannung eine Audiodatei zum Üben. Die Audio-datei ist genau 10 Minuten lang. Idealerweise haben Sie diese auf Ihrem MP3-Player oder Handy immer bei sich, um jederzeit eine Übungsrunde durchführen zu können. Sie können sich die Audio-Übungsdateien auch auf CD brennen und mit jedem CD-Player anhören.

Sie erhalten die Audiodateien plus Sprechanleitung zum Ausdruck plus Word-Vorlage (z.B. für eigene Anpassungen an der Sprechanleitung) unter:

boedeker.de/go-103

Sie werden aufgefordert, einen Benutzernamen und ein Passwort einzugeben. Bitte geben Sie diese Zugangsdaten nicht weiter:
Benutzername: Entspannung
Passwort: X83sbe4
Hinweis: Die Sprechanleitung finden Sie auch im Anhang zum Buch.

Die Übung
Bei der Kurzentspannung handelt es sich um eine klassische Entspannungstechnik mit den Elementen Muskelanspannung und -entspannung, Körpersuggestion und Stille. Die Dauer beträgt 10 Minuten.
1. Bitte legen Sie sich auf den Rücken. Die Unterlage sollte nicht zu weich und trotzdem bequem sein. Bitte tragen Sie lockere Kleidung. Sie sollten während dieser Übung nicht gestört werden und es sollte Ihnen angenehm warm sein. Die Beine liegen etwas auseinander, Ihre

Füße fallen locker nach außen. Die Arme befinden sich etwas abseits vom Körper. Ihre Handflächen zeigen nach oben.
2. Spannen Sie nacheinander die großen Muskelgruppen Ihres Körpers stark an und beobachten Sie im Anschluss daran deren tiefe Entspannung. Beginnen Sie mit den Beinen, gehen Sie weiter zum Becken, zu Brust und Rücken, den Armen bis zum Gesicht.
3. Anschließend wandern Sie im Geiste durch Ihren Körper und sagen sich innerlich jeweils 1- bis 2-mal eine Entspannungsformel: »Mein ... (z.B. rechtes Bein) ist vollkommen entspannt.« Gleiten Sie mit Ihrer Achtsamkeit von den Zehen bis zum Scheitel Ihres Kopfes durch den Körper.
4. Zählen Sie Ihre Atemzüge von 10 bis 1 herunter. Konzentrieren Sie sich dabei auf den Atemvorgang.
5. Danach reisen Sie im Geiste an einen ruhigen See. Genießen Sie die dortige friedliche Stimmung, bis die 10 Minuten erreicht sind.
6. Die Kurzentspannung ist damit beendet. Bevor Sie aufstehen, fangen Sie langsam an, sich zu bewegen. Strecken Sie sich, atmen Sie bewusst in den Körper hinein und kommen Sie dann über eine Seite hoch.

Gewöhnung

Bitte achten Sie auch bei dieser Übung darauf, dass Sie nicht durch den Gewöhnungseffekt in Ihrer Achtsamkeit nachlassen. Gedanken an spätere Aufgaben oder Erledigungen haben während einer Entspannungsübung nichts zu suchen. Die Übung ist genau so wirksam, wie Sie Ihre Konzentration bei der Übung belassen.

4.4 Autogenes Training

Das autogene Training wurde vom Berliner Psychiater Johannes Heinrich Schultz in den 20er Jahren des 20. Jahrhunderts entwickelt. Es zielt auf die autogene (=selbst hervorgerufene) Entspannung des Menschen ab. Die Methode des autogenen Trainings ist weit verbreitet und ebenfalls in zahlreichen klinischen Tests auf Ihre Wirksamkeit geprüft. Im Grunde genommen enthält Sie aber nichts bahnbrechend Neues, viele Standardanwendungen der Entspannungstechniken wie Achtsamkeit und Selbstsuggestion kommen hier zur Anwendung.

Ziel des autogenen Trainings ist die Entspannung des gesamten Nervensystems, die Umschaltung von Aktivität auf Regeneration. Sie erhalten mehr Selbstgefühl und Selbstvertrauen.

Zur Beschreibung der Wirkung des autogenen Trainings wird gerne folgendes Bild verwendet: Die Entspannungsübung sammelt die Steine vom Körper ab, sodass dieser Körper wieder gesunden kann. Selbst kurze Entspannungspausen werden bei Übungsfortschritt für Sie einen spürbaren Erholungseffekt bewirken. Oft wird auch von einer höheren Kreativität und weniger Angst in Zusammenhang mit den Fortschritten bei der Übungspraxis des autogenen Trainings berichtet.

Autogenes Training eignet sich hervorragend für das Üben in Gruppen, kann aber auch alleine zu Hause erlernt werden.

Audiodatei und Sprechanleitungen

Wie zu jeder Übung finden Sie auch zum autogenen Training eine Audiodatei zum Üben. Die Audiodatei enthält die komplette Übung zum autogenen Training. Falls Sie sich zu Beginn von der kompletten Übung überfordert fühlen, brechen Sie bitte an der entsprechenden Stelle ab. Kommen Sie aber bitte auch bei kurzen Übungsrunden immer mit der aktiven Rücknahme (siehe unten) aus der Übung zurück. Idealerweise haben Sie die Audiodatei zur Übung auf Ihrem MP3-Player oder Handy stets bei sich, um jederzeit eine Übungsrunde durchführen zu können. Sie können sich die Audio-Übungsdateien auch auf CD brennen und mit jedem CD-Player anhören.

Sie erhalten die Audiodateien plus Sprechanleitung zum Ausdruck plus Word-Vorlage (z.B. für eigene Anpassungen an der Sprechanleitung) unter:

boedeker.de/go-103

Sie werden aufgefordert, einen Benutzernamen und ein Passwort einzugeben. Bitte geben Sie diese Zugangsdaten nicht weiter:
Benutzername: Entspannung
Passwort: X83sbe4
Hinweis: Die Sprechanleitung finden Sie auch hinten im Anhang zum Buch.

Die Übung

Auch für das autogene Training gelten die gleichen Übungsvoraussetzungen wie für alle Entspannungsübungen: Schaffen Sie sich einen Zeitraum, in dem Sie regelmäßig ungestört Ihren Übungen nachgehen können. Ungestört und regelmäßig sind die wichtigsten Voraussetzungen für den Erfolg jeder Entspannungsübung. Förderlich ist weiterhin, die Übung immer zur selben Zeit am selben Ort durchzuführen.

Auch das autogene Training wird nicht von heute auf morgen erlernt. Um alle Stufen der Übung gut zu beherrschen, geht man in der Regel von 3 Monaten Übungspraxis aus. Klassisches Üben in Gruppen erfolgt oft so, dass bei jeder Sitzung nur eine der 6-7 Übungsstufen (je nachdem, ob die Einstimmungsphase/Ruhetönung auch als Übungsstufe gesehen wird) gelehrt und gelernt wird. In der Zeit zwischen den Sitzungen wird diese Übung dann intensiv selbst geübt. Der Vorteil bei diesem Vorgehen ist, dass sich auf die einzelnen Teilübungen konzentriert werden kann und der Lernende nicht überfordert wird.

Ich präsentiere Ihnen hier alle Übungsfolgen gleichzeitig. Gehen Sie bitte bei der Einübung so vor, dass Sie immer ein gutes Gefühl behalten. Schreiten Sie also erst dann zur nächsten Übungsstufe weiter, wenn Sie die vorige Übungsstufe ohne Probleme durchführen können. Sie müssen den jeweiligen Übungsschritt nicht perfekt beherrschen und z.B. erst weitergehen, wenn Sie nach Übungsstufe 1 eine totale Entspannung verspüren. Vielmehr geht es darum, dass Sie die jeweilige Übung vom Ablauf her im Griff haben, nicht lange für die Formeln überlegen müssen und sich nicht überfordert fühlen. Dann empfiehlt es sich, zur nächsten Übungsstufe weiterzuschreiten. Wenn Sie die Audiodatei nutzen, wird sich dieser Prozess natürlich erleichtern.

Übungshaltung

Sie können das autogene Training in jeder Position durchführen, bei der Sie alle Muskeln entspannen können. Finden Sie die für Sie am besten geeignete Ruheposition, bei der Sie zum einen voll entspannen können, zum anderen aber während der Übung nicht einschlafen. In den Lehrbüchern zum autogenen Training findet sich eine leichte Bevorzugung des Droschkenkutschersitzes.

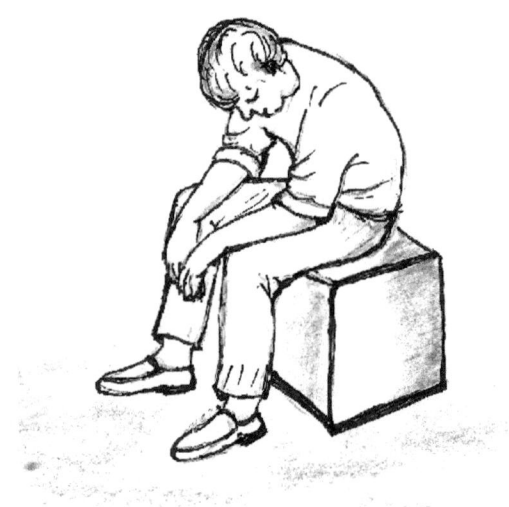

Die bevorzugte Sitzposition beim autogenen Training, der Droschkenkutschersitz

Beim Droschkenkutschersitz sitzen Sie in etwas nach vorne gebeugter Haltung auf einem Stuhl oder einer anderen bequemen Sitzgelegenheit. Ihre Sitzposition hat die richtige Höhe, wenn die Oberschenkel ungefähr waagerecht zum Fußboden verlaufen und Ihre Füße locker auf dem Boden aufsetzen. Die Beine sind ein wenig gespreizt, die Unterarme ruhen entspannt auf den Oberschenkeln und tragen so einen Teil des Gewichtes vom Oberkörper. Der Kopf ist leicht nach vorne gebeugt. Sie können zum Abgleich die obige Abbildung nutzen, finden Sie aber individuell heraus, wie Sie am besten sitzen.

Alternativ kann die Übung auch im Liegen durchgeführt werden:

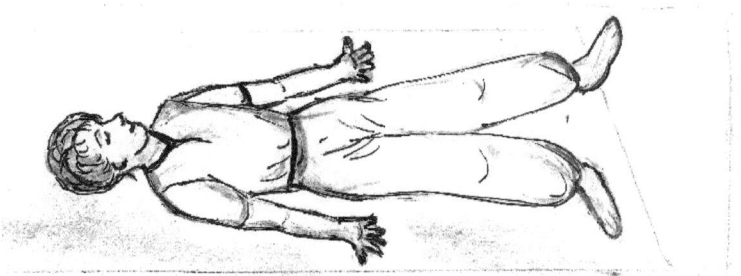

Die liegende Ausführung des autogenen Trainings ist die erste Alternative zum Droschkenkutschersitz

Die Unterlage darf dabei nicht zu hart und nicht zu weich ausfallen, Ihr Körper sollte entspannen können aber nicht in den Schlaf gewiegt werden. Die Arme liegen etwas abseits neben dem Körper, die Handflächen sind nach oben geöffnet (wenn Ihnen das unangenehm ist, können Sie die Hände natürlich auch anders herumdrehen). Die Beine ruhen leicht auseinander, die Füße fallen locker nach außen.

Eine weitere Alternative besteht darin, die Übung in einem Lehnstuhl durchzuführen.

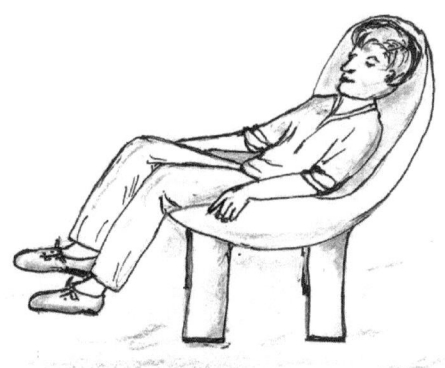

Wenn Sie es gerne bequem haben, können Sie das autogene Training auch im Lehnstuhl durchführen. Hier ist aber die Gefahr des Einschlafens etwas größer als im Droschkenkutschersitz.

Die Übungsstufen

Es folgen nun 7 Übungsstufen. Bei allen Übungsstufen werden formelhafte Sätze gesprochen, die innerlich wiederholt werden sollen. Alle anderen Gedanken werden kurz registriert und dann nicht weiter beachtet. Sie kehren einfach innerlich immer wieder zur Formel zurück.

Abgeschlossen wird das autogene Training stets durch eine Zurücknahme, bei der Sie aktiv ins Alltagsbewusstsein zurückgehen (auch wenn Sie vorzeitig, zum Beispiel bereits nach der Schwereübung, abbrechen).

Übungsstufe 1: Einstimmung/Ruhetönung

Hier findet der Umschaltprozess vom normalen Alltagsbewusstsein hin zum Entspannungszustand statt. Werden Sie völlig ruhig, versuchen Sie sich ganz auf das Hier und Jetzt einzulassen. Nehmen Sie Ihre Entspannungshaltung ein und beginnen Sie dann die Formel zu sprechen:

- Ich bin ganz ruhig.
- Oder: Ich bin ganz entspannt.
- Oder: Ich lasse alles los.
- Oder: Nichts kann mich stören.

Diese Einstimmung ist individuell unterschiedlich – gehen Sie weiter, wenn Sie meinen, mit Ihrem Gewahrsein bei der Entspannungsübung angekommen zu sein.

Erläuterung zu den Formeln

Die Formeln beim autogenen Training sind ein integraler Bestandteil der Autosuggestion. Diese Formeln sollen direkt in Ihrem Unbewussten wirken. Als hilfreich erweist sich, die Formeln in der Gegenwart zu formulieren und dass diese nur positive Formulierungen enthalten. Mit einem »nicht« kann das Unbewusste schlecht umgehen.

Sie können gerne ein wenig mit den Formeln experimentieren. Finden Sie für jede Übungsstufe die für Sie wirksamste Formel heraus, bei der Sie die größte Wirkung verspüren. Dann sollten Sie diese Formel beibehalten. Das Ziel liegt darin, dass Ihr Unbewusstes mit Aufsagen der jeweiligen Formel automatisch einen Entspannungsprozess in Gang setzt. Das Entstehen dieses Automatismus würde durch häufige Variation der Formeln erschwert werden.

Die Formeln werden nicht laut, sondern nur in Gedanken ausgesprochen. Sie gleiten noch tiefer in die Entspannung, wenn Sie die Formel zum Ende hin in Gedanken leise ausklingen lassen. Manche stellen sich die Formeln auch bildlich vor und lassen diese dann am Ende ausblenden.

Die Formeln werden in der Regel 4-6-mal wiederholt.

Ich stelle Ihnen jeweils verschiedene Formeln zur Verfügung. Entscheiden Sie sich für eine der Alternativen oder suchen Sie Ihre eigene Variation und bleiben Sie dann dabei.

Übungsstufe 2: Schwereübung – die Muskelentspannung.
Die erste richtige Übung beim autogenen Training. Sie sprechen bewusst zu Ihren Körperteilen und teilen Ihnen mit, dass Sie ganz schwer sind. In dieser Schwere liegt Entspannung. Ein entspannter Muskel fällt nach unten, wird subjektiv als schwer empfunden.

Beginnen Sie formelhaft mit dem rechten Arm (bei jeder Übung gilt: Rechtshänder beginnen mit rechts, Linkshänder mit links):

- Mein rechter Arm ist schwer.
- Oder: Der rechte Arm ist schwer und tief entspannt.
- Oder: Der rechte Arm ist ganz schwer und entspannt.

Wiederholen Sie die Formeln jeweils 4-6-mal.

Gehen Sie dann über zum linken Arm, zum rechten Bein, zum linken Bein, jeweils analog wie beim rechten Arm. Ändern Sie die Formeln entsprechend: »Mein linker Arm ist ganz schwer« usw.

Mit fortschreitender Übungspraxis können Sie diese Übungsstufe verkürzen, z.B. durch: »Meine Arme und Beine sind ganz schwer.«

Visualisierungshilfe: Stellen Sie sich vor, wie Ihr Körper immer tiefer in den Boden sinkt, wie er scheinbar in den Untergrund eintaucht.

Eine Bemerkung zu Visualisierungen

Sie können die angegebenen Visualisierungen nutzen, wenn Sie Ihnen bei den Übungszielen helfen. Manche Menschen setzen Visualisierungen aber eher unter Stress und dann erweisen sich diese als kontraproduktiv. Lassen Sie die Visualisierungen dann lieber weg. Generell sollten Sie nur ruhige Bilder für Ihre Vorstellungen verwenden.

Gehen Sie bitte immer erst zur nächsten Übungsstufe weiter, wenn Sie meinen, die vorige Übungsstufe gut zu beherrschen. Sollten Sie zwischendurch abbrechen, führen Sie bitte immer zum Beenden des autogenen Trainings die »Rücknahme« durch, welche Sie weiter unten finden.

Übungsstufe 3: Die Wärmeübung
Bei dieser Übung wird sich der Körper als sehr warm vorgestellt. Wärme bewirkt, dass sich die Blutgefäße ausdehnen und sich damit der Entspannungszustand vertieft. Bei fortgeschrittenen Schülern kann sogar ein Temperaturanstieg auf der Haut gemessen werden.
Beginnen Sie wieder mit dem rechten Arm (als Rechtshänder):
Mein rechter Arm ist ganz warm.
Oder: Mein rechter Arm wird immer wärmer und wärmer und wärmer.
Oder: Der rechte Arm ist warm, ich spüre Wärme.
Gehen Sie dann weiter zum linken Arm, zum rechten Bein und zuletzt zum linken Bein. Am Ende sollte sich Ihr Körper mollig warm anfühlen.
Achtung: Menschen mit Krampfadern sollten auf die Wärmeübung in den Beinen verzichten.
Visualisierungshilfe: Um sich einen warmen Körper vorzustellen, helfen zum Beispiel innere Bilder von einem heißen Sonnentag, von einem Saunagang, von einem Tag am Strand in wohligem Sonnenschein oder Gedanken an den Blick auf einen Kaminofen.

Übungsstufe 4: Die Atemübung
In Zeiten der Entspannung und des Wohlfühlens verlangsamt und vertieft sich unser Atem. Bei dieser Übungsstufe soll der Atem aber nicht willentlich beeinflusst werden. Es geht mehr um die Vorstellung, vom Atem getragen zu werden. Hilfreich ist dabei oft eine Konzentration auf die Bauchdecke.
Zu diesem Zweck haben sich folgende Formeln bewährt:
- Mein Atem ist ganz ruhig.
- Oder: Ich atme ganz ruhig und gleichmäßig.
- Oder: Es atmet mich.
- Oder: Atmung ganz ruhig.
- Oder: Beim Einatmen: »Ganz« und beim Ausatmen »ruhig« - das ergibt »Ganz ruhig« in Verbindung mit dem Atem.

Visualisierungshilfe: Vorstellung vom ruhigen Meeresstrand, Vorstellung von leicht wiegenden Bäumen im Wind.

Übungsstufe 5: Die Herzübung
Zuallererst sollten Sie bei dieser Übungsstufe zum Herzen hinspüren. Idealerweise fühlen Sie den Puls an irgendeiner Stelle Ihres Körpers. Unser Ziel liegt darin, den Herzschlag zu beruhigen und unseren Körper so

in immer tiefere Entspannung hineingleiten zu lassen – dies sollte aber immer passiv über die Entspannung erfolgen. Bemühen Sie sich nicht, willentlich Ihren Herzschlag zu verlangsamen.

Aber Achtung: Manchen Menschen bekommt es nicht, sich auf ihr Herz zu konzentrieren. Sie fühlen sich dabei unwohl. In einigen Fällen hilft dann die alleinige Konzentration auf den Puls. Im Zweifelsfall, wenn das Unwohlsein bleibt, lassen Sie diese Übungsstufe einfach weg.

Formeln:
- Mein Herz ist ganz ruhig.
- Oder: Mein Puls schlägt langsam.
- Oder: Das Herz ist ganz warm.
- Oder: Das Herz schlägt ruhig und gleichmäßig.

Visualisierungshilfe: Sie können sich eine wärmende, liebevolle Hand auf Ihrem Herzen vorstellen.

Übungsstufe 6: Die Bauchübung/Leibübung/Sonnengeflechtsübung

Bei der vorletzten Übungsstufe kommt der Bauchraum zu seinem Recht. Früher war dieser Bereich auch als das »Sonnengeflecht« bekannt. Im Yoga gilt der Bauch als Batterie unseres Körpers. Wir konzentrieren uns also auf den Bereich zwischen Brustbeinansatz und Bauchnabel und versuchen, den gesamten Bereich unserer inneren Organe mit einzubeziehen. Bei Frauen hat sich zur Milderung von Menstruationsschmerzen und zur Vorbereitung auf die Geburt die weitere Ausdehnung der Wahrnehmung auf den Unterleib bewährt. Natürlich ist bei bekannten Störungen in diesen Bereichen vor Übungsaufnahme immer eine Rücksprache mit dem Arzt vorzunehmen.

Bei dieser Übungsstufe treten hin und wieder Darmgeräusche auf, was eine völlig normale und bei dieser Übung sogar erwünschte Reaktion des Körpers ist.

Formeln
- Mein Bauch ist warm und entspannt.
- Mein ganzer Unterleib ist warm und entspannt.
- Mein Sonnengeflecht ist strömend und warm.
- Mein Leib ist strömend warm.

Visualisierungshilfe: Wärmflasche auf dem Bauch, sich eine Sonne im Bauch vorstellen oder sich den gut durchbluteten Bauch visualisieren.

Der Entspannungszustand beim autogenen Training ist in den letzten 3 Übungsstufen (Herzübung, Bauchübung und die kommende Stirnübung) am tiefsten, dicht über dem Schlaf. Bleiben Sie wach.

Übungsstufe 7: Kopfübung/Stirnübung

Bei der letzten Übung im autogenen Training geht es darum, eine kühle Stirn zu bekommen. Wir konzentrieren uns auf unsere Stirn und versuchen, diesen Bereich als angenehm kühl zu empfinden.

Diese Übung ist eine Vorstufe zur Rücknahme und hat als Ziel, einen klaren Kopf zu gewinnen und langfristig die Konzentrationsfähigkeit zu steigern. Der restliche Kopf wird dabei als angenehm warm empfunden, nur die Stirn ist kühl. Sie können auch einmal den Praxistest in einer Badewanne durchführen und sich während des Bades eine kühle Kompresse auf die Stirn legen – ein ausgesprochen angenehmes Gefühl.

Achtung: Sie sollten die Stirnübung weglassen, wenn Sie unter Migräne leiden. Denn bei manchen Migränepatienten ist eine warme Stirn hilfreicher – halten Sie auch hier im Zweifelsfall Rücksprache mit Ihrem Arzt.

Formeln
- Meine Stirn ist angenehm kühl.
- Oder: Stirn angenehm kühl.
- Eventuell im weiteren Übungsverlauf: Mein Kopf ist frei und klar.

Visualisierungshilfe: Einen kühlen Windhauch auf der Stirn spüren. Eine kalte Kompresse auf der Stirn vorstellen. Eiswürfel auf der Stirn. Genießen Sie ab hier Ihre Entspannung so lange Sie mögen.

Die Rücknahme

Sie sollten aktiv von der Übung wieder in den Alltag zurückkehren, wenn Sie das autogene Training nicht als Einschlafhilfe nutzen. Nur in diesem Fall bleibt die Rücknahme aus.

Spannen Sie für die Rücknahme Ihre Muskeln an. Atmen Sie tief durch. Öffnen Sie Ihre Augen. Sagen Sie sich: «Ich bin hellwach und ganz aufmerksam.»

Damit wäre das autogene Training beendet.

Weitergehende Variationen
Sie können im Laufe Ihrer Trainingsfortschritte die Übungen immer weiter vereinfachen. So dürfen Sie dann am Anfang gleich auf beide Arme eingehen und danach gleichzeitig auf beide Beine. Später dann sogar auf den ganzen Körper in eins. Variieren Sie die Formeln entsprechend, zum Beispiel: »Mein ganzer Körper ist warm«.

Zur Meisterung der Technik wird wie üblich empfohlen, jeden Tag autogenes Training zu üben. Mit fortschreitender Übungspraxis werden Sie die Entspannungszustände auch beliebig im Alltag hervorrufen können und Sie sollten diese Fähigkeit dann auch regelmäßig trainieren. Es ist hilfreich, immer über die Möglichkeit zu verfügen, in einen entspannten, wohligen Zustand zurückzukehren.

Es gibt auch noch eine sogenannte Oberstufe im autogenen Training, bei der viel mit Visualisierungen gearbeitet wird. Dieser interessante Bereich zielt aber mehr auf die persönliche Entwicklung ab und würde hier zu weit führen.

Ein letzter Tipp: Probieren Sie doch das autogene Training einmal mit leiser, entspannender Musik im Hintergrund aus. Zum Beispiel mit dem Lied »Heaven and Hell« von Vangelis oder »Peer Gynt Suites« von Edward Grieg.

4.5 Atembeobachtung

Bei dieser Übung vergegenwärtigen Sie sich Ihren Atemvorgang. Ihre Konzentration ist in entspannter Form beim Atem. Die Beobachtung des Atems wird oft als grundlegende Meditationsübung gelehrt. Es handelt sich um eine Ergänzungsübung, die Sie neben den anderen Übungen ausprobieren können, sofern Sie mögen. Bei vielen Menschen, denen es gelingt, diese Konzentration über längere Zeit aufrechtzuerhalten, bewirkt die Konzentration auf den Atem sehr tiefe Erfahrungen. Erfüllende Ruhe ist die Folge.

Audiodatei und Sprechanleitungen
Wie zu jeder Übung finden Sie auch zur Atembeobachtung eine Audiodatei zum Üben. Idealerweise haben Sie diese auf Ihrem MP3-Player oder Handy immer bei sich, um jederzeit eine Übungsrunde durchführen zu können. Sie können sich die Audio-Übungsdateien auch auf CD brennen und mit jedem CD-Player anhören.

Sie erhalten die Audiodateien plus Sprechanleitung zum Ausdruck plus Word-Vorlage (z.B. für eigene Anpassungen an der Sprechanleitung) unter:

boedeker.de/go-103

Sie werden aufgefordert, einen Benutzernamen und ein Passwort einzugeben. Bitte geben Sie diese Zugangsdaten nicht weiter:
Benutzername: Entspannung
Passwort: X83sbe4

Hinweis: Die Sprechanleitung zur Atembeobachtung finden Sie auch hinten im Anhang zum Buch.

Die Übung
1. Legen Sie sich auf den Rücken. Die Beine sind etwas gespreizt, die Fußspitzen fallen locker nach außen. Die Hände liegen mit ein wenig Abstand zum Körper auf der Unterlage, die Handfläche zeigt nach oben (wenn Ihnen das nicht angenehm ist, können Sie auch gerne die Handflächen nach unten gerichtet hinlegen).
2. Alternativ können Sie auch im Sitzen üben – achten Sie dann auf einen geraden Rücken und lassen Sie die Schultern nach hinten und unten fallen.

3. Schließen Sie Ihre Augen und schicken Sie Ihre Achtsamkeit auf Ihre Bauchdecke. Spüren Sie, wie sich die Bauchdecke beim Einatmen anhebt und beim Ausatmen absenkt. Bleiben Sie auch während der Atempause ganz bei sich.
4. Belassen Sie Ihre Konzentration eine Viertelstunde komplett bei Ihrem Atem. Man sagt auch: »Reiten Sie auf den Wellen Ihres Atems.« Wenn Sie merken, dass Sie mit Ihrer Konzentration nicht mehr beim Atem, sondern in Gedanken, Träume oder Gefühle abgetrieben sind, machen Sie sich kurz die Störung bewusst und kehren Sie dann gelassen wieder zum Atem zurück. Wiederholen Sie dies immer wieder – ohne Vorwurf, ohne Ärger.

Auch hier: Ausprobieren
Üben Sie mindestens zwei Wochen lang, möglichst stets zur selben Zeit, ab besten immer am gleichen Ort. Bewerten Sie nach diesen 2 Wochen die Übung – optimalerweise schriftlich. Welche Auswirkungen hat diese Übung bei Ihnen?
Tipp: Der Nutzen der Atembeobachtung ergibt sich aus dem Maß an Konzentration und Bemühung, welche Sie in die Übung hineingeben. Wenn Sie sich immer wieder dabei ertappen, dass Sie von 15 Minuten nur eine Minute beim Atem gewesen sind, kann diese Technik keinen großen Effekt erzielen. Dann müssen Sie einfach die Erprobungsphase verlängern – bewerten Sie diese Übung erst, wenn Sie das Gefühl haben, die meiste Zeit der Übung den Atem beobachtet zu haben.

Nutzen der Übung
Die Atembeobachtung zeichnet besonders die folgenden Effekte aus: stark beruhigende Wirkung, Rückführung auf Ihr eigenes Inneres, Stärkung der Konzentrationsfähigkeit, Steigerung der Achtsamkeit, Verbesserung des Lebensgefühles sowie Erhöhung der Sensibilität.

4.6 Körperreise oder Body Scan

Die Körperreise ist eine angenehme und tief gehende Entspannungsübung. Diese Übung ist auch unter dem Namen **Body Scan** bekannt. Die Übungsdauer sollte bei 30 bis 45 Minuten liegen. Nach Beendigung fühlt man sich manchmal geradezu schwerelos, wie in einer anderen Dimension.

Bei der Körperreise wandern Sie mit Ihrer Aufmerksamkeit langsam durch Ihren ganzen Körper. Ihren Atem können Sie zur vertiefenden Wahrnehmung in das jeweilige Körperteil senden. Am Ende senden Sie Ihren Atem durch den ganzen Körper.

Praktizieren Sie auch diese Übung absichtslos. Seien Sie ganz im jeweiligen Körperteil, bleiben Sie stets in der Gegenwart, nehmen Sie einfach nur wahr.

- ॐॐॐ -

Die Zeit ist für den Menschen da, nicht der Mensch für die Zeit.
Johann Gottfried Seume, dt. Schriftsteller, 1763 - 1810

- ॐॐॐ -

Sammlung und Wahrnehmung
Auch diese Übung wirkt umso tiefer, je stärker Ihre Konzentration bei der Übung verweilt. Niemand kann eine Körperreise mit Erfolg üben und gleichzeitig an den nächsten Termin denken.

Darüber hinaus ist es auch bei dieser Übung wichtig, keine Empfindungen herbeiführen zu wollen. Wenn Sie bei einem Körperteil keine Regungen verspüren, dann ist das auch gut. Nehmen Sie dies einfach bewusst wahr. Versuchen Sie nicht, durch Bewegungen, Anspannungen etc. Empfindungen in den Körperteilen zu provozieren.

Audiodatei und Sprechanleitungen
Wie zu jeder Übung finden Sie auch zur Körperreise eine Audiodatei zum Üben. Idealerweise haben Sie diese auf Ihrem MP3-Player oder Handy immer bei sich, um jederzeit eine Übungsrunde durchführen zu können. Sie können sich die Audio-Übungsdateien auch auf CD brennen und mit jedem CD-Player anhören.

Sie erhalten die Audiodateien plus Sprechanleitung zum Ausdruck plus Word-Vorlage (z.B. für eigene Anpassungen an der Sprechanleitung) unter:

boedeker.de/go-103

Sie werden aufgefordert, einen Benutzernamen und ein Passwort einzugeben. Bitte geben Sie diese Zugangsdaten nicht weiter:
Benutzername: Entspannung
Passwort: X83sbe4

Hinweis: Die Sprechanleitung zur Körperreise finden Sie auch hinten im Anhang zum Buch.

Ablauf der Übung
1. Legen Sie sich auf den Boden, eine Matte, einen Teppich oder auch auf das Bett. Sie sollten sich behaglich wohl in dieser Position fühlen, aber nicht einschlafen. Die Füße liegen ein wenig auseinander und fallen locker nach außen. Die Arme befinden sich etwas abseits vom Körper, Ihre Handflächen zeigen nach oben. Sorgen Sie dafür, dass Ihnen warm ist. Im Zweifel hüllen Sie sich in eine Decke. Ihre Kleidung sollte nirgends drücken und Sie entspannt ruhen lassen.
2. Schließen Sie die Lider und entspannen Sie Ihre Augen. Nur wenn Sie zum Einschlafen neigen, sollten Sie versuchen, die Übung mit offenen Augen durchzuführen.
3. Kommen Sie ruhig in die Übung. Registrieren Sie Ihre Umgebung, achten Sie kurz auf Geräusche und wenden Sie sich dann Ihrem Körper zu. Im ersten Schritt nehmen Sie die Bewegung an der Bauchdecke wahr, das Heben und Senken beim Atmen. Bleiben Sie für eine Weile hier, bis Sie meinen, angekommen zu sein. Erspüren Sie Ihren ganzen Körper, wie er auf der Unterlage liegt, wie er von der Kleidung eingehüllt ist, wie er immer ruhiger wird.
4. Wenden Sie sich nun den Zehen in Ihrem rechten Bein zu. Fangen Sie mit dem großen Zeh an und gehen Sie Zeh für Zeh bis zum kleinen Zeh durch. Erspüren Sie die Empfindungen in dem jeweiligen Zeh. Wenn Sie nichts spüren, ist das auch vollkommen in Ordnung, nehmen Sie dann nur ganz bewusst wahr, dass Sie nichts spüren. Versuchen Sie nicht, die Zehen zu bewegen.
5. Nun atmen Sie in den jeweiligen Zeh hinein. Stellen Sie sich vor, wie der Atem durch die Nase eintritt und dann bis zu dem jeweiligen

Körperteil wandert und von dort wieder hinaus strömt. Seien Sie nur kurz beim Atem und dann wieder bei der jeweiligen Körperregion.
6. Im Folgenden wandern Sie Stück für Stück das rechte Bein hinauf. Benennen Sie dabei das jeweilige Körperteil und nehmen Sie Kontakt auf, indem Sie genau hinspüren und den Atem in diese Region lenken. Nach dem rechten Bein gehen Sie das linke Bein hinunter, dann erspüren Sie den Rumpf, das Becken, die Lenden, die Wirbelsäule, den Bauch, die Brust, die Schultern, die Arme, die Hände, den Nacken, das Gesicht, den Hinterkopf und schließlich den Scheitel des Kopfes.
7. Stellen Sie sich auf dem Scheitel des Kopfes eine Öffnung vor, die sich langsam ausdehnt, sodass Sie ungehindert dort einatmen können. Atmen Sie dann durch diese Öffnung ein, lassen Sie den Atem in der Vorstellung durch den Körper strömen und durch die Fußsohlen wieder hinaustreten. Dann atmen Sie durch die Fußsohlen wieder ein, lassen den Atem zurück nach oben fließen und durch die Scheitelöffnung entweichen. So gleiten Sie mit der Aufmerksamkeit durch den ganzen Körper. Wiederholen Sie dies einige Male.
8. Die Körperreise ist nun beendet. Liegen Sie noch einige Zeit, sodass Sie Ihren jetzigen Zustand aufmerksam wahrnehmen können. Seien Sie achtsam für alles, was sich in Ihrem Gewahrsein einstellt.
9. Wenn Sie wieder aufstehen möchten, fangen Sie langsam an, sich zu bewegen. Strecken Sie sich, atmen Sie bewusst in den Körper hinein und kommen Sie dann über eine Seite zurück auf die Beine.

Allgemeine Tipps

Wenn Sie merken, dass Sie in Gedanken abgeschweift sind, nehmen Sie es einfach kurz wahr und kommen Sie dann wieder zu der jeweiligen Körperregion zurück. Machen Sie die Übung regelmäßig, es sollte schon 5-mal die Woche sein, um die positive Wirkung voll zu entfalten.

Wirkung der Übung

Neben dem sehr tiefen Zustand der Entspannung, der sich durch eine regelmäßige Körperreise einstellt, soll die bewusste Atmung durch den Körper einen Reinigungseffekt erzielen. Auch Schmerzpatienten berichten vom Nachlassen von chronischen Schmerzen, diese wandern durch die Körperreise oft an die Peripherie des Körpers. Hauptziel für uns ist aber die äußerst tiefe Entspannung, welche bei Vielen durch die Körperreise eintritt.

4.7 Yogische Tiefenentspannung/Yoga Nidra

Die yogische Tiefenentspannung, manchmal auch »yogischer Schlaf« oder »Yoga Nidra« genannt, ist eine Tiefenentspannungsübung aus der Yoga-Lehre. Ziel ist es, sehr tiefe Entspannungszustände bei vollem Bewusstsein zu erreichen, ganz im Hier und Jetzt zu sein und durch diese bewusste Eroberung tieferer und entspannterer Bewusstseinszustände positive Veränderungen im eigenen Geistesleben zu bewirken. Weiterhin besteht die Möglichkeit, einen Entschluss tief im Unbewussten zu verankern.

Der Weg dahin verläuft über das Erreichen eines tief entspannten Körper- und Gehirnzustandes, knapp an der Grenze zum Schlaf, erlebt bei wachem Bewusstsein. Dieser Zustand wird einige Zeit gehalten, dadurch können sich die positiven Wirkungen entfalten. Es wird sogar empfohlen, vor dem Einschlafen bewusst diesen Bereich aufzusuchen und erst nach einiger Zeit in der yogischen Tiefenentspannung weiter in den Schlaf zu gleiten.

Wach bleiben
Wichtigste Regel bei der yogischen Tiefenentspannung ist es, während der ganzen Übung wachsam zu bleiben. Die Nähe zum Schlaf führt zu einer starken Tendenz, sich dem Schlaf hinzugeben. Das ist nicht schlimm und in der Anfangszeit des Übens ganz normal, verhindert aber die tiefer gehenden Effekte.

Audiodatei und Sprechanleitungen
Wie zu jeder Übung finden Sie auch zur yogischen Tiefenentspannung eine Audiodatei zum Üben. Idealerweise haben Sie diese auf Ihrem MP3-Player oder Handy immer bei sich, um jederzeit eine Übungsrunde durchführen zu können. Sie können sich die Audio-Übungsdateien auch auf CD brennen und mit jedem CD-Player anhören.

Sie erhalten die Audiodateien plus Sprechanleitung zum Ausdruck plus Word-Vorlage (z.B. für eigene Anpassungen an der Sprechanleitung) unter:

boedeker.de/go-103

Sie werden aufgefordert, einen Benutzernamen und ein Passwort einzugeben. Bitte geben Sie diese Zugangsdaten nicht weiter:
Benutzername: Entspannung

Passwort: X83sbe4

Hinweis: Die Sprechanleitung zur yogischen Tiefenentspannung finden Sie auch hinten im Anhang zum Buch.

Die Übung

Yoga Entspannungen werden fast immer im Liegen durchgeführt. Diese Position nennt sich Savasana, die Totenhaltung.

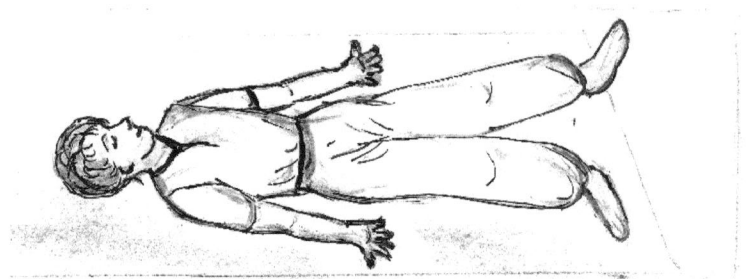

Einstimmung: Einnehmen der Liegeposition, Ausrichtung des Körpers, Wahrnehmung des Körpers und der Unterlage, Wahrnehmung des Atems.

Entspannungsvorbereitung: Konzentration auf den ganzen Körper, Konzentration auf den Atem, Konzentration auf den umgebenden Raum, Konzentration auf Geräusche.

Entschlussfassung: Mehrfach den Entschluss (Yogis nennen diesen Sankalpa) im Geiste sprechen. Es geht hier nicht vorrangig um die Erfüllung eines Wunsches, sondern mehr um die positive Veränderung der Persönlichkeit bzw. das Erhöhen von inneren Stärken. Sinn machen hier vor allem Entschlüsse, die eigene Wesens- oder Verhaltensänderungen zum Hintergrund haben. Also z.B. »Ich bin mutig«, »Ich bin achtsam« oder »Ich bin entspannt«. Möglich ist aber auch: »Ich bin erfolgreich in dem, was ich tue« oder »Ich bin vollkommen gesund«. Vielleicht ergibt sich ja bei Ihnen während der Übung ganz von selbst ein solcher Entschluss.

Körperreise: Kreisen der Achtsamkeit durch den Körper. Hierbei wird streng eine festgelegte Reihenfolge eingehalten. Von den Fingern der rechten Hand geht es den Arm hoch und danach die rechte Körperseite hinunter bis zu den Zehen. Dasselbe wiederholen Sie für die linke Körperseite. Weiter geht es mit dem Rücken, dem Nacken, Hinterkopf, Gesicht, Hals, Brust und Bauch. Es wird das betreffende Körperteil gespürt und dann in Gedanken dessen Bezeichnung ausgesprochen. Dies soll sowohl zur Entspannung und damit Heilung des jeweiligen Körperteiles führen, als auch den dazugehörigen Bezugspunkt im Gehirn entspannen. Am Ende wird die Wahrnehmung auf den ganzen Körper ausgedehnt.

Im Anschluss daran folgt die **Atembeobachtung** durch Rückwärtszählung des Atems. Zählen Sie von 27 rückwärts bis 0.

Sie können auch von 9 oder 18 zurück zählen, wenn Sie nicht soviel Zeit haben. Verfügen Sie über mehr Zeit, wären auch 54 oder 108 möglich.

Danach werden **gegensätzliche Empfindungen** abwechselnd in schneller Folge im Körper wachgerufen. Mit dieser Übung soll das Gehirn ganzheitlich stimuliert und trainiert werden. Es lässt sich eine gewisse Kontrolle über unsere Gefühle erreichen.

Anschließend betreten Sie den **inneren Raum**, welcher sich hinter den geschlossenen Augen befindet. Hier betrachten Sie alle aufkommenden Bilder und Eindrücke.

Im Anschluss erfolgt die **Visualisierung von Bildern und Bilderfolgen**. Sie sollten sich in einem Zustand tiefer Entspannung befinden, entsprechend tief ist der Zugang zum Unbewussten.

Der Körper befindet sich weiterhin in tiefer Entspannung. Es kommt zur Wiederholung des **Entschlusses** vom Anfang. Dieser wird 3-mal langsam innerlich gesprochen.

Damit wäre die yogische Tiefenentspannung **beendet**. Kommen Sie behutsam aus der Entspannung heraus, recken und strecken Sie sich und richten Sie sich dann vorsichtig über die Seite auf.

Anfänglich ist es zu empfehlen, sich verbal mit möglichst monotoner Stimme durch die Übung führen zu lassen. Nutzen Sie hierfür die erwähnte Audiodatei.

Wirkungen der Übung

Die Ziele der yogischen Tiefenentspannung gehen über die einer normalen Entspannungsübung hinaus. Mittels des bewussten Erfahrens sehr tiefer Bewusstseinszustände soll es zu einer Erweiterung der geistigen Wahrnehmung kommen. Der Entschluss, in dieser tiefen Entspannung mehrfach ausgesprochen, soll durch die Übung besondere Unterstützung erfahren. Durch die recht schnell durchgeführte Körperwahrnehmungsreise sollen die zu den jeweiligen Körperteilen analogen Gehirnteile angeregt und geheilt werden. Letztendlich soll sich das ganze Wesen positiv entwickeln.

Alternative Visualisierungsvorschläge
Nach dem Herunterzählen betritt man in der yogischen Tiefenentspannung den Raum hinter den geschlossenen Augen und visualisiert eine Szene oder auch nur ein bestimmtes Objekt. Diese Visualisierung hat je nach Visualisierungsobjekt unterschiedliche Auswirkungen. In der Sprechanleitung und der Audiodatei habe ich einen ruhigen See gewählt, welcher ein Gefühl der Freude und der erholsamen Ruhe aufkommen lässt. Darüber hinaus sind aber noch zahlreiche andere Visualisierungen möglich. Wenn Sie später die Übung ohne die Audiodatei durchführen, können Sie beliebige Visualisierungen erproben. Einige Vorschläge möchte ich Ihnen hier unterbreiten:

- Alle Formen von Landschaften.
- Eine Wanderung in die Berge, mit Frühtau, einer niedrigen Sonne, tief hängenden Wolken, schmalen Pfaden, Geröll, fantastischen Ausblicken.
- Religiöse Symbole wie das Kreuz oder Buddha.
- Ein Licht, das immer größer wird, einen umgibt und welches man auch einatmet, welches den ganzen Körper ausfüllt.
- Symbolfolgen, wie zum Beispiel Kerze, Wüste, Pyramide, Unwetter, Berge, Kirche, Strand, Meereswellen.
- Die Brandung des Meeres löst bei vielen Menschen tiefe Entspannungszustände aus, stellen Sie sich das weite Meer, einen Strandspaziergang, ein Picknick in den Dünen vor.
- Wanderung durch einen Park mit vielen Bäumen, Blumen, einen Fischteich mit vielen bunten Fischen.
- Stellen Sie sich vor, dass sich Ihr Körper während der Entspannung erhebt und als Geist durch die Gegend wandert, er betritt Ihr Zimmer, betrachtet die Regale, er trifft Menschen und beobachtet diese bei ihren Handlungen, er schwebt davon in den Himmel und kann fliegen.
- Visualisieren Sie einen Brunnen, an diesem Brunnen hängt ein Eimer, lassen Sie diesen Eimer herunter, er verschwindet langsam und taucht in die vollkommene Finsternis hinab, ziehen Sie ihn

wieder hoch, nun setzen Sie sich in den Eimer und Sie machen die Reise in die Tiefe mit, es wird immer dämmriger, es ist relativ eng, absolute Dunkelheit umgibt Sie, langsam fahren Sie wieder hoch, es wird immer heller ...

4.8 Meditation

Eine halbe Stunde Meditation ist absolut notwendig, außer, wenn man sehr beschäftigt ist, dann braucht man eine ganze Stunde.
Franz von Sales, französischer Mystiker, 1567 - 1622
- ॐॐॐ -

Meditation ist heutzutage in aller Munde. Es wird viel über Meditation geredet, ohne dass jeweils gesagt wird, was im konkreten Fall darunter zu verstehen ist. Manchmal versteht jeder im Gespräch unter Meditation etwas anderes, gleichzeitig ist das Thema von Mythen umrankt. Dies erschwert den Erfahrungsaustausch und die Diskussion um den sinnvollen Einsatz. Darum gehe ich auf die Meditation besonders weitreichend ein.

Audiodatei und Sprechanleitungen
Wie zu jeder Übung finden Sie auch zur Meditation eine Audiodatei zum Üben. Die Audiodatei zur Sitzmeditation beginnt bei der Konzentration auf den Atem, geht über den Körper zu Geräuschen, bezieht die Gedanken ein und fordert Sie am Ende auf, alle Objekte der Achtsamkeit fallen zu lassen. Wenn Ihnen das am Anfang als zu komplex erscheint, beginnen Sie bitte mit der reinen Konzentration auf den Atem. Idealerweise haben Sie diese Audiodatei auf Ihrem MP3-Player oder Handy immer bei sich, um jederzeit eine Übungsrunde durchführen zu können. Sie können sich die Audio-Übungsdateien auch auf CD brennen und mit jedem CD-Player anhören.

Sie erhalten die Audiodateien plus Sprechanleitung zum Ausdruck plus Word-Vorlage (z.B. für eigene Anpassungen an der Sprechanleitung) unter:

boedeker.de/go-103
Es gelten die bekannten Zugangsdaten:
Benutzername: Entspannung
Passwort: X83sbe4

Hinweis: Die Sprechanleitung zur Meditation finden Sie auch hinten im Anhang zum Buch.

Die Übung
Was verstehen wir nun unter Meditation? Meditation ist Entspannung und Konzentration zugleich. Meditation ist absichtsloses »Da sein«.

Es ist für den Erfolg nicht von Bedeutung, welches Objekt Sie als Stütze für Ihr Gewahrsein, die Konzentration, wählen. In aller Regel und insbesondere am Anfang ist dies der Atem. Wichtig sind allein die Qualität und die Aufrichtigkeit Ihrer Bemühung, ganz im Hier und Jetzt zu verweilen.

Versuchen Sie die Meditation möglichst absichtslos zu gestalten. Wenn Sie immer einen bestimmten Wirkungswunsch im Hinterkopf mitführen, können Sie wahrscheinlich nicht mehr alles wahrnehmen bzw. sind Sie nicht genügend mit Ihrer ganzen Aufmerksamkeit bei den Geschehnissen im Hier und Jetzt. Zur immer weiteren Verfeinerung der Meditation ist eine ziellose Herangehensweise ohne Erwartungen bei den meisten Menschen am erfolgversprechendsten.

Warum ist das so? Wenn wir ein bestimmtes Ziel in der Meditation hegen, also meistens ein Problem los werden wollen, sind wir nicht bereit, das, was ist, voll und ganz wahrzunehmen. Es findet immer eine Ablehnung des Zustandes statt – und damit des Hier und Jetzt. Es geht bei der Meditation aber erst einmal darum, sich selbst komplett wahrzunehmen und darauf dann aufzubauen. Unterbleibt dieser Schritt, bauen Sie auf Sand. Akzeptanz und Wahrnehmung Ihrer jetzigen Situation wird Sie dagegen mit Kraft und Selbstsicherheit beschenken. Und darauf lässt sich etwas Neues aufbauen. Oft ist dies dann gar nicht mehr notwendig, denn nicht selten heilt schon die reine Wahrnehmung das Problem. Der Volksmund kennt dieses Phänomen: »Gefahr erkannt, Gefahr gebannt«.

Sie können sich nach der Meditation noch einige Minuten Zeit nehmen, um Ihre Wünsche zu visualisieren und zu erspüren. Dies gelingt aufgrund ihrer großen Zentriertheit nach der Meditation wesentlich besser als aus dem hektischen Alltag heraus.

Die Sitzhaltung
Grundlegend findet sich in nahezu jeder Meditationsschule, dass die ideale Meditationshaltung ein gerader, aufrechter Sitz mit gekreuzten Beinen auf dem Boden ist. Zur Unterstützung kann das Gesäß auf einem Meditationskissen oder Meditationsbänkchen Platz nehmen (der Sitz auf dem nackten Boden erfordert eine hohe Gelenkigkeit). Bei dieser Sitzhaltung

soll der Atem am besten fließen und der Körper am einfachsten längere Zeit unbeweglich verharren können.

Aber warum sich denn nicht bequem in einen Sessel lümmeln? Sie können es ausprobieren. Schon nach kurzer Zeit werden Sie entweder müde werden oder sich in Tagträumen verlieren. Die Sitzhaltung auf dem Boden erdet Sie und hält Ihre Aufmerksamkeit im Jetzt. Ansonsten sacken Sie in sich zusammen, kippen nach vorne oder hinten und bemerken so Ihre Unachtsamkeit. Darum sollte man sich auch nicht hinten anlehnen.

Natürlich haben alle Regeln ihre Grenzen. Wenn Ihnen der Sitz auf dem Boden einfach zu unbequem ist, versuchen Sie gerne etwas anderes – einen Stuhl, eine Bank etc. Achten Sie dabei darauf, dass Sie lange unbeweglich sitzen und dabei ein hohes Maß an Konzentration aufrechterhalten können.

Die Umgebungsbedingungen
Es hat sich als sinnvoll herausgestellt, dass folgende Bedingungen eingehalten werden:

- Die Zeit der Meditation ist garantiert störungsfrei (Telefon und Klingel abgestellt, mit Mitmenschen abgesprochen).
- Die Zeit der Meditation findet jeden Tag zur selben Zeit statt.
- Sie üben möglichst ohne Unterbrechung jeden Tag.
- Sie fühlen sich wach und aktiv bevor Sie in die Meditation gehen (von daher ist oft der Morgen die beste Zeit, das kann aber durchaus von Mensch zu Mensch unterschiedlich ausfallen).

Sitzhaltung und Umgebungsbedingungen sollen Sie nur bei der Meditation unterstützen bzw. Ihnen das Meditieren so einfach wie möglich gestalten. Sie sind aber im Verhältnis zu Ihren »Bemühungen«, im Hier und Jetzt zu bleiben, vernachlässigbar. Das Wichtigste ist, dass Sie die Zeit der Meditation so konzentriert und so entspannt wie möglich verbringen. Der Rest tritt dagegen in den Hintergrund.

- ॐॐॐ -

Stillliegen und Wenigdenken ist das wohlfeilste Arzneimittel für alle Krankheiten der Seele.
Friedrich Nietzsche, Menschliches, Allzumenschliches, deutscher Philosoph, 1844 - 1900

- ॐॐॐ -

Grundlegendes Verhalten während der Meditation

Wie gesagt, geht es bei der Meditation hauptsächlich darum, so aufmerksam und so entspannt wie möglich im Hier und Jetzt zu verweilen. Die Leitschnur, an der sich Ihr Geist entlang hangelt, ist dabei die Konzentration auf den Atem, der Atem als Meditationsobjekt. In aller Regel ist es für die meisten Menschen am einfachsten, den Atem beim Ein- und Austritt aus den Nasenöffnungen wahrzunehmen. Manchen fällt es leichter, sich auf die Nasenspitze zu konzentrieren. Andere wiederum spüren die Bewegung des Atems leichter an der Bauchdecke oder in den Lungen. Wählen Sie das Meditationsobjekt (unten erfahren Sie Alternativen zum Atem), bei dem Sie sich am wohlsten fühlen. Es geht lediglich darum, möglichst entspannt und ausdauernd bei diesem Meditationsobjekt zu verweilen: ganz im Hier und Jetzt während des Einatmens, des Ausatmens und der Atempause.

Gedanken

Das alles ist leichter gesagt als getan. Sie werden am Anfang feststellen, dass Sie in Gedanken ganz rasch überall sind, nur nicht bei Ihrem Meditationsobjekt. Reagieren Sie dann nicht verärgert, sondern nehmen Sie die Ablenkung kurz zur Kenntnis und kehren Sie zum Atem (oder einem anderen Meditationsobjekt) zurück. Immer und immer wieder. Ohne daraus ein Problem zu machen!

Es wird Tage geben, da fällt Ihnen die Konzentration leichter und Tage, da scheinen sich die inneren Filme nur so aufzudrängen. Doch auch dann kehren Sie immer wieder zum Atem zurück. Besonders gerne tauchen zu erledigende Dinge, unsere »To-do-Listen«, auf. Bemerken Sie alles, nehmen Sie es wahr und kehren Sie entspannt zum Atem zurück. Ohne Ärger, ohne Ungeduld.

Wie die Muskulatur eines Sportlers wird sich auch Ihre Konzentrationsfähigkeit entwickeln. Die Perioden der Konzentration auf den Atem werden länger und länger – nicht von heute auf morgen, sondern auf lange Sicht. Von daher ist eine ununterbrochene Übung über einen längeren Zeitraum eine der Grundvoraussetzungen einer erfolgreichen Meditation. Das Sitzen wird Ihnen immer einfacher fallen, die Beine schlafen nicht mehr ein, der Rücken tut von Mal zu Mal weniger weh.

Betrachten Sie jeden Moment als etwas Wertvolles. Seien Sie ganz in der Gegenwart, achtsam auf das, was geschieht. Machen Sie sich vor der Meditation immer mal wieder bewusst, warum Sie meditieren.

Durch das Gewahrwerden Ihrer Gedanken in der Meditation werden Sie feststellen, dass Sie nicht Ihre Gedanken sind. Und dass Sie frei entscheiden können, ob Sie diesen Gedanken nun folgen wollen oder halt nicht. Das ist eine der vortrefflichsten Gewinne aus der Meditation. Es kommt von daher nicht darauf an, wie viele Gedanken Sie während der Meditation haben, sondern nur darauf, wie bewusst Sie diese Gedanken wahrnehmen können. Wie sehr Sie es schaffen, bei sich zu bleiben und die Gedanken als neutraler Beobachter betrachten zu können und dann wieder Herr im eigenen Hause zu werden.

Der Körper
Sie können auch mit unangenehmen Gefühlen im Körper Ihre Meditation ausüben. Nehmen Sie möglichst bewusst das jeweilige unangenehme Gefühl wahr. Beachten Sie auch Ihre Reaktion auf dieses Gefühl. Welche Impulse wollen sich einstellen?

Geben Sie nicht gleich diesen Impulsen nach. Es ist von Wert, wenn Sie möglichst unbeweglich sitzen. Versuchen Sie lieber, die Körperempfindung unvoreingenommen wahrzunehmen, statt gleich eine andere Sitzstellung zu suchen. Vielleicht ändert sich schon durch die bewusste Wahrnehmung etwas an der Empfindung. Sie können auch versuchen, in die Körperempfindung hineinzuatmen, auch das bringt oft eine Veränderung mit sich.

- ॐॐॐ -

Wir sollen nicht aus der Vita activa in die Vita contemplativa fliehen, noch umgekehrt, sondern zwischen beiden wechselnd unterwegs sein, in beiden zu Hause sein, an beiden teilhaben.
Hermann Hesse, Das Glasperlenspiel, deutsch-schweizerischer Schriftsteller, 1877 - 1962
- ॐॐॐ -

Sie sollen jedoch nicht mit zusammengebissenen Zähnen in der Meditation verharren, nur um sich ja nicht zu bewegen. Wenn Sie Ihre Körperhaltung verändern möchten, tun Sie dies möglichst bewusst. Nehmen Sie schon den Impuls zur Haltungsänderung wahr, und bewegen Sie sich dann so achtsam wie möglich. Auch darin liegt aktive Meditation.

Der Ablauf der Meditation
Suchen Sie also zu einer Zeit, zu der Sie nicht gestört werden, einen ruhigen Ort auf, sitzen Sie so bequem und gleichzeitig so aufrecht wie Ihnen möglich. Sollte Ihnen die Audiodatei zu lang sein, beginnen Sie Ihre Meditation mit 10 Minuten täglich, immer zur selben Zeit. Erinnern Sie sich noch einmal daran: Gehen Sie absichtslos in die Meditation, erwarten Sie nichts. Geben Sie Ihre ganze Energie in die Achtsamkeit. Das sind die besten Voraussetzungen für einen schnellen Fortschritt in der Meditation.

Setzen Sie sich bei geradem Rücken hin, senken Sie das Kinn etwas zur Brust damit sich Kopf und Hals gerade ausrichten und schließen Sie bei Bedarf die Augen. Entspannen Sie das ganze Gesicht. Lassen Sie die Schultern nach hinten und unten fallen, achten Sie auch hier darauf, möglichst keine Spannungen zu erzeugen. Ihr Sitz sollte aufrecht und spannungsfrei sein. Am Anfang wird Ihnen das schwerfallen, später wird dies immer einfacher möglich sein. Wann dieses »später« eintritt, ist individuell unterschiedlich. Hilfreich ist es, von nun an die Gelenkigkeit zu fördern, z.B. durch Gymnastik oder Yoga. Dann fällt das gerade Sitzen wesentlich leichter.

Nun richten Sie langsam Ihre Konzentration auf den Atem. Spüren Sie, wie der Atem durch die Nase eintritt und durch die Nase wieder austritt. Registrieren Sie die Atempause. Dann seien Sie wieder ganz bei der Einatmung und so fort.

Kommt ein Gedanke, registrieren Sie diesen und kehren Sie dann zum Atem zurück, ohne sich über die Unterbrechung zu ärgern.

So Sie mit 10 Minuten beginnen, nehmen Sie schrittweise, nach eigenem Fortschritt und Bereitschaft, ein paar Minuten hinzu, bis Sie bei 30 Minuten angelangt sind. Es ist hilfreich, in einem Übungstagebuch die Besonderheiten, Schwierigkeiten, Fortschritte und Einsichten während der Meditation festzuhalten.

- ॐॐॐ -

Das Gewahrsein von Atmung und anderen Körperempfindungen ist wahrscheinlich die allergrundlegendste buddhistische Meditationsübung. Bevor man die Achtsamkeit erfolgreich auf Gefühle, Gedanken, Emotionen oder den Geist anwenden kann, muss sie im Gewahrsein von Atem und Körper fest verankert sein.
Mark Epstein, Gedanken ohne den Denker, amerikanischer Psychotherapeut

- ॐॐॐ -

Weitere Meditationsobjekte

Wie gesagt, es gibt keine besseren oder schlechteren Meditationsobjekte. Jedoch können unterschiedliche Meditationsobjekte verschiedene Erfahrungen bewirken. Ein Mantra (siehe unten) kann die Tiefe der Meditation bei manchen von uns rasch steigern. Konzentriert man sich dagegen während der Meditation auf den Vorgang des Denkens und stellt fest, dass man nicht die eigenen Gedanken ist und von diesen unabhängig agieren kann, ist das ein großer Schritt in Richtung persönlicher Freiheit.

Auf der anderen Seite kann ein ständiger Wechsel des Meditationsobjektes den Übungseffekt zunichtemachen und so Erfolge in der Meditation verhindern. Ich rate von daher dazu, ein Meditationsobjekt, am Anfang in der Regel der Atem, mindestens zwei Wochen beizubehalten, die Erfahrungen und Fortschritte schriftlich festzuhalten und erst dann, wenn Sie möchten, wiederum für zwei Wochen, auf ein anderes Meditationsobjekt umzusteigen. Später kann man selbst beurteilen, welches Meditationsobjekt am besten zu einem passt und auch ein wenig mit dessen Anwendung spielen. Am Anfang sollten Sie aber Disziplin wahren und häufige Wechsel vermeiden.

Der Körper als Meditationsobjekt

Statt den Atem in den Nasenlöchern zu beobachten, kann der Atem auch im Bauch wahrgenommen werden. Das Heben und Senken der Bauchdecke stellt einen guten Anker für die Konzentration dar. Darüber hinaus erdet uns diese Konzentration auf den Bauchraum, gibt uns Sicherheit und eine gesteigerte Selbstwahrnehmung. Vom Bauchraum aus kann dann die Wahrnehmung immer weiter ausgedehnt werden, bis sich schließlich der ganze Körper im Feld der Wahrnehmung befindet. Seien Sie allen Empfindungen und Gefühlen im Körper gegenüber offen, aber verlieren

Sie sich nicht in diesen Empfindungen. Sie können sogar versuchen, unangenehmen Körpergefühlen gegenüber offen und aufnehmend zu sein. Wenn Sie möchten, können Sie den Atem in diese Regionen lenken. Beobachten Sie, was mit der Empfindung passiert. Oft sind die Empfindungen an sich gar nicht so störend oder unangenehm, wir bauschen diese in unserem Kopf aber unnötig auf.

Mantren als Meditationsobjekt
Ein Mantra dient bei der Meditation dazu, die Aufmerksamkeit zu fokussieren und den Zustand der Entspannung zu vertiefen. Die Meditation wird sozusagen immer weiter verfeinert.

Im ersten Schritt suchen Sie sich ein Mantra aus. Das Standardmantra ist in aller Regel »Om« (Aum ausgesprochen). Bei der Transzendentalen Meditation wurde oft »Shiring« als erstes Mantra den Schülern gegeben. Vielleicht haben Sie schon ein persönliches Mantra. Sie können aber jedes Mantra nehmen, das Ihnen zusagt. Suchen Sie doch einmal im Internet nach »Mantra« – dort werden Sie eine große Auswahl an Seiten finden. Suchen Sie sich ein Mantra aus, welches Sie anspricht. Erspüren Sie, ob dies Mantra für Sie das richtige ist. Setzen Sie es in der Meditation ein und halten Sie schriftlich Ihre Erfahrungen mit diesem Mantra fest.

Haben Sie ein Mantra Ihrer Wahl definiert, so sprechen Sie dieses Mantra in Gedanken immer wieder vor sich her. Seien Sie mit Ihrer Konzentration ganz bei diesem Mantra. Dann können Sie es in Gedanken ausklingen lassen – das Mantra wird immer leiser und verhallt in den Tiefen des eigenen Selbst. So folgen Sie dem Mantra und Ihre Meditation wird immer tiefer. Bis Sie gar kein Mantra mehr sprechen und ganz in der Stille verweilen.

Die Mantrenmeditation führt bei manchen von uns zu sehr raschen Fortschritten und zu großer Tiefe der Meditation. Probieren Sie es einfach aus.

Gedanken als Meditationsobjekt
Sie können nach einiger Zeit der erfolgreichen Atemmeditation auch die Gedanken als Meditationsobjekt nutzen. Beobachen Sie, wie ein Gedanke kommt, wie er kurz bleibt und wie er wieder geht. Nehmen Sie die Beobachterposition ein. Dies ist am Anfang eventuell nicht ganz so einfach, wir sind es einfach gewohnt, uns komplett mit unseren Gedanken zu iden-

tifizieren, uns diesen ganz hinzugeben. Aber mit der Zeit werden Sie immer unabhängiger von Ihren Gedanken und können diese mit einigem Abstand verfolgen, ohne den Kontakt mit der Gegenwart zu verlieren. Sie unterstützen diesen Prozess, indem Sie die Gedanken als isolierte Ereignisse wahrnehmen. Achten Sie auf Inhalt und Stärke Ihrer Gedanken, aber versuchen Sie, ohne deren Bewertung auszukommen. Bemerken Sie, wie rasch die meisten dieser Gedanken wieder vergehen.

Die nächste Stufe besteht darin, nach der Meditation zu notieren, welche Fortschritte Sie in der Beobachterposition erzielt haben, wie Sie sich darin fühlen. Kategorisieren Sie Ihre Gedanken in Gedanken an Vergangenheit oder Zukunft, in Angenehmes oder Unangenehmes, in Gedanken der Wut, Angst oder Neid und in Gedanken, die etwas haben wollen oder etwas nicht loslassen möchten.

Wenn dies einigermaßen gelingt, versuchen Sie wahrzunehmen, wie aus diesen Gedanken ein Ich, eine Person konstruiert wird. Wann beginnen Gedanken, dieser Person Empfindungen zu geben? Das ist aber schon eine sehr hohe Stufe der Beobachtungsfähigkeit.

Dieser Prozess der Gedankenbeobachtung kann anstrengend sein und sollte daher anfangs nur für wenige Minuten durchgeführt werden.

Meditation ohne Objekt
Später dann oder am Ende einer jeden Meditation können Sie alle Objekte der Achtsamkeit aufgeben und nur noch wahrnehmen, was da ist. Entweder Gedanken, Geräusche oder auch nur Stille. Spüren Sie einfach, ob es Ihnen auf diese Art und Weise gelingt, vollkommen zentriert zu bleiben, ohne sich in Träumereien zu verlieren.

5. Fortgeschrittenes Üben

Bedenke: Ein Stück des Weges liegt hinter Dir, ein anderes Stück hast Du noch vor Dir. Wenn Du verweilst, dann nur, um Dich zu stärken, nicht aber um aufzugeben.
Augustinus, christlicher Philosoph, 354 - 430

- ॐॐॐ -

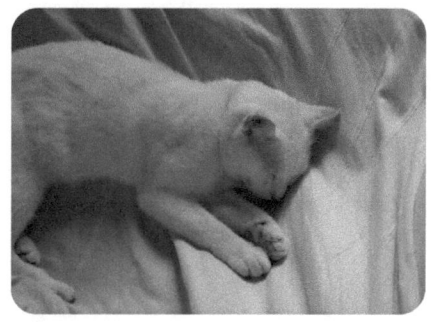

In diesem Buch erhalten Sie konkrete Anweisungen, wie Sie in Ihren Übungsalltag starten können. Doch das dürfte nur der Einstieg sein, welcher sich allerdings über Monate erstrecken kann. Irgendwann sollten Sie spüren, wann welche Übung für Sie die Richtige ist. Wie lange Sie meditieren, wie lange Sie eine der Entspannungsübungen durchführen. Welches Meditationsobjekt Sie wählen und welche Technik Sie am besten anwenden. Verzichten Sie immer mal wieder probehalber auf die Audio-Anleitungen, zumindest zeitweise. Sie können die Übungen nach einiger Zeit auch ohne diese durchführen, haben Sie nur ein wenig Vertrauen. Es ist ein weiterer Schritt in Richtung Selbstbestimmung, ohne technische Hilfsmittel auszukommen.

Natürlich ist es nicht verboten, auch nach Jahren noch zu den Audiodateien zu greifen. Es kann vorkommen, dass Sie Aspekte bemerken, die Sie vorher nie berücksichtigt haben. Vielleicht ein Satz, der vieles auf einmal klarer macht. Aber Ziel ist es, dass Sie selbst erspüren, was für Sie am besten ist und dass Sie dies dann ohne »Krücken« durchführen können.

- ॐॐॐ -

Die Weisheit des Universums

Vor langer Zeit überlegten die Götter, dass es schlecht wäre, wenn die Menschen die Weisheit des Universums finden würden, bevor sie tatsächlich reif genug dafür wären. Also entschieden die Götter, die Weisheit des Universums so lange an einem Ort zu verstecken, wo die Menschen sie nicht entdecken würden, bis sie reif dafür sein würden.

Einer der Götter schlug vor, die Weisheit auf dem höchsten Berg der Erde zu verstecken. Aber schnell erkannten die Götter, dass der Mensch bald alle Berge erklimmen würde und die Weisheit dort nicht sicher genug versteckt wäre. Ein anderer empfahl, die Weisheit an der tiefsten Stelle im Meer zu versenken. Aber auch dort sahen die Götter die Gefahr, dass die Menschen die Weisheit zu früh finden würden.
Dann äußerte der weiseste aller Götter seinen Rat: »Ich weiß, was zu tun ist. Lasst uns die Weisheit des Universums im Menschen selbst verstecken. Er wird dort erst dann danach suchen, wenn er reif genug ist, denn er muss dazu den Weg in sein Inneres gehen.«
Die anderen Götter waren von diesem Vorschlag begeistert und so versteckten sie die Weisheit des Universums im Menschen selbst.
Verfasser unbekannt

- ॐॐॐ -

5.1 Hänger beim Üben

Wechselhaft und flüchtig ist der Geist, er folgt seinen Eingebungen, ganz wie es ihm gefällt. Der Verständige übt ihn in Disziplin, denn ein wohldisziplinierter Geist bereitet große Freude.
Shantideva, indischer Mönch, um 750

- ॐॐॐ -

Bei manchen Menschen tritt das folgende Phänomen auf: Am Anfang machen Sie sehr rasch Fortschritte bei den Entspannungsübungen. Sie kommen in Tiefen, in denen Sie manchmal zu schweben scheinen. Dann aber, ohne ersichtlichen Grund, werden die Entspannungszustände weniger intensiv, lange Phasen der Übung werden mit Gedanken an Alltagsprobleme verbracht. Man stellt am Ende fest, dass der Körper gar nicht so schön leicht ist wie zu Beginn des Übens. In diesen Phasen sollten Sie trotzdem weiter üben. Vielleicht kann ein Wechsel der Entspannungsmethode Abhilfe schaffen, eventuell bringen Sie einfach nicht mehr genügend Engagement auf. Bitte führen Sie sich dann vor dem Üben vor Augen, warum Sie die Entspannungstechniken durchführen. Ihre Liste der Gründe vom Anfang des Buches wird dann zur Geltung kommen. Hilfreich kann es auch sein, die Audiodateien wieder zu nutzen, obwohl Sie die Entspannungstechnik auswendig beherrschen. Es kommt nicht so sehr auf die Technik an, es kommt nicht so sehr auf die Tiefe Ihrer Entspannung an. Wichtig ist allein Ihr Maß an Aufmerksamkeit, das redliche Bemühen, ganz im Jetzt zu sein. Die Stimme aus den Audiodateien kann Sie daran stets aufs Neue erinnern.

Eine Wirkung erwarten
Einige EntspannungsüberInnen berichten darüber, dass Ihnen der Verzicht auf die Erwartung einer bestimmten Wirkung aus der Flaute heraushalf. Die Rückwendung auf die Konzentration, das bewusste Durchführen der Übungsschritte brachte dann wieder die positiven Effekte zurück. Diese verändern sich zwar im Laufe der Zeit, aber es scheint so zu sein, dass die Wirkung der Übungen und Meditationen umso größer ist, je geringer unsere Erwartung im Hinblick auf bestimmte Effekte ausfällt.

Scheinbar leichtere Wege
Oftmals locken andere Betätigungen mit einer vermeintlich viel leichter zu erzielenden Entspannung. Zum Beispiel der Fernseher oder der tägliche Alkoholgenuss. Dazu eine weitere Geschichte:

- ॐॐॐ -

Die Suche
Mullah Nasruddin wurde eines Nachts von einem Polizisten gesehen, wie er vor der Straßenlaterne bei seinem Haus kniete und den Boden nach etwas absuchte. Er war ganz offenkundig nicht mehr ganz nüchtern.
»Was suchst du denn so spät in der Nacht?«, fragte der Polizist.
»Ach, ich habe meinen Schlüssel verloren und komme ohne diesen nicht in meine Wohnung«, antwortete Nasruddin.
Der Polizist kniete sich ebenfalls auf den Boden und so suchten beide gemeinsam den Bereich um die Straßenlaterne ab. Aber sie konnten nichts finden.
Nach einer Weile fragte der Polizist: »Bist du dir denn wirklich sicher, dass du den Schlüssel hier unter der Laterne verloren hast?«
»Nein, überhaupt nicht, eher habe ich ihn dort hinten bei den Sträuchern verloren, aber dort ist es zu dunkel und unbequem, um zu suchen«, antwortete Nasruddin.
Eine Sufi-Geschichte
- ॐॐॐ -

Mit dieser Anekdote soll verdeutlicht werden: Wir neigen dazu, den Weg des geringsten Widerstandes zu gehen. Das ist auch gut und richtig so. Wie erwähnt, sind Entspannungstechniken Mittel zum Zweck und müssen nicht Ihrer selbst willen geübt werden. Nur nützt es nichts, wenn unser Ziel nicht auf diesem leichten Weg liegt.

Ablenkungen, Vergnügungen, Drogen, Fernsehen etc. versprechen alle einen einfachen Weg der Entspannung. In Wirklichkeit tritt dieser Effekt aber eher selten auf. Im Gegenteil, Sie empfinden hinterher ein Gefühl der Leere und haben nicht das Empfinden, dass es Ihnen irgendwie besser geht als zuvor.

Hier wirken die Entspannungsübungen und die Meditation völlig anders: Überwindet man die Hürde des Angangs, bringen Sie einen echten Gewinn an Lebensqualität.

Es gibt keinen anderen Weg, als sich das immer wieder bewusst zu machen, am besten schriftlich. So bewahren Sie Ihre Motivation für die regelmäßige Übung.

5.2 Entspannter im Alltag

Übung und Alltag sind im Moment noch recht deutlich voneinander getrennt. Wäre es nicht ein schönes Ziel, die ruhige und entspannte, ja glückliche Haltung aus den Übungen mit in den normalen Alltag zu übernehmen? Der Weg dorthin geht über kleine Erweiterungen der Übungen, kleine Veränderungen im Alltag und die Aufrechterhaltung der Achtsamkeit.

Achtsamkeitsmomente

Seien Sie über den Tag immer mal wieder bewusst achtsam. Nutzen Sie möglichst jede Handlung aus, sich in Achtsamkeit zu üben: vom Aufwachen bis zum bewussten Einschlafen, vom Müllwegbringen bis zum Zähneputzen. Wenn Sie sich hiervon überfordert fühlen, schränken Sie die Achtsamkeit vorerst auf einige Tätigkeiten ein. Wichtig ist, dass Sie diese Tätigkeiten täglich ausführen, damit sich die Achtsamkeit in Ihrem Leben etabliert. Dies kann das Rasieren oder der Weg zur Arbeit sein. Etwas schwieriger ist es schon, eine Mahlzeit ganz bewusst, Stück für Stück, voll auf das Kauen, die Geschmacksnerven, das Schlucken etc. konzentriert einzunehmen. Aber eventuell ergeben sich ganz neue, lust- und freudvolle Erfahrungen. Probieren Sie es aus!

Bei den Übungen anfangen
Sie können zur Übernahme der Entspannung in den Alltag auch am Ende Ihrer Entspannungsübungen beginnen. Ich schlage Ihnen die folgende, sukzessive Vorgehensweise vor. Bitte üben Sie immer erst den nächsten Schritt, wenn Sie den vorigen gut beherrschen.
- Öffnen Sie nach der Übung die Augen und versuchen Sie, die Entspannung aufrechtzuerhalten.
- Nehmen Sie Ihre Umgebung deutlich visuell wahr und halten Sie die Entspannung aufrecht. Gehen Sie nun nach und nach etwas weiter: bewegen Sie den Kopf und halten Sie die Entspannung aufrecht, die Hände, beginnen Sie langsam und achtsam zu sprechen und halten Sie die Entspannung.
- Dann stehen Sie auf und versuchen Sie die Entspannung weiter zu fühlen.
- Nun gehen Sie los und bleiben weiterhin achtsam bei dem Gefühl der Entspannung.
- Wenn das geglückt ist, halten Sie die Entspannungsempfindung von der Übung immer länger im Alltag, erst zu Hause, dann auch unterwegs (Wärme, Ruhe und Schwere in jedem Körperteil wahrnehmen).
- Danach versuchen Sie, die Entspannung auch in Gesprächen aufrechtzuerhalten.
- Ziel ist es, auch bei immer mehr Außenreizen die Entspannung zu wahren.

So können Sie nach und nach Ihr Lebensgefühl aus den Übungen in den Alltag integrieren. Ich wünsche Ihnen viel Erfolg und Spaß bei diesem Abenteuer.

Den Körper spüren
Ein weiterer Weg zu mehr Entspannung im Alltag wäre, wenn Sie immer mal wieder am Tag Ihren Körper durchspüren:
- die Stirnübung
- die Füße
- im Gespräch: Die Lippen fühlen
- den Nacken
- die Hände

Aber setzen Sie sich aufgrund dieser Empfehlungen nie unter Druck. Beschränken Sie sich auf Ratschläge, welche für Sie angenehm durchführbar sind. Doch bedenken Sie auch: Die Achtsamkeit ist wie ein Muskel, der trainiert werden will.

- ॐॐॐ -

Die wichtigste Stunde ist immer die Gegenwart, der bedeutendste Mensch ist immer der, der dir gerade gegenübersteht, das notwendigste Werk ist stets die Liebe.
Meister Eckehart, deutscher Theologe und Philosoph, ca. 1260 - 1328

- ॐॐॐ -

Vieles von dem, was an früherer Stelle in diesem Buch gesagt wurde, ist auch für die Übertragung in den Alltag sinnvoll: die schriftliche Reflexion Ihrer Übungsfortschritte, das bewusste Empfinden von Gefühlen und die sukzessive Auflösung von Stressfaktoren in Ihrem Leben.

Gemeinsame Elemente
Ich möchte dieses Buch mit einer Zusammenfassung der gemeinsamen Elemente der Übungen abschließen. Dafür greife ich drei Begriffe auf, die eigentlich bei allen Übungen und Anregungen eine zentrale Rolle spielen:
- Achtsamkeit
- Leben in der Gegenwart
- Atem

Zuerst zur Achtsamkeit. Sie ist die Grundlage für allen inneren Fortschritt und für das Beheben von Problemen. Denn, wie bereits geschildert, zunächst will das Problem erkannt werden. Bleiben Sie weiter achtsam, nähern Sie sich dem Grund. Und oft löst sich das Problem auf diesem Weg auf oder es ergibt sich eine Lösungsmöglichkeit. Oder es hört auf, ein Problem zu sein. Darum: Achten Sie auf Ihre Achtsamkeit!

Der zweite Punkt ist das Leben im Hier und Jetzt. Natürlich ist es auch sinnvoll, zeitweise ganz in Gedanken zu treiben. Aber in aller Regel sind wir das viel zu viel, um noch genügend in uns und um uns herum wahrzunehmen. Wir erwachen erst, wenn ein Problem schon lange vorhanden ist oder eine Freude an uns vorbei gegangen ist. Leben Sie also mehr im Hier und Jetzt – üben Sie es. Die Meditation ist hierfür eine gute Basis.

Und als Drittes ist bei allen Übungen vom Atem die Rede. Der Atem verbindet uns am ursprünglichsten mit dem Rest der Welt. Er kann bei allen Arten von Konzentration und Beruhigung helfen und steht immer zur Verfügung. Nutzen Sie ihn.

Sie sind am Ende des Buches angekommen. Es wäre schön, wenn Sie unter den zur Auswahl gestellten Übungen einen Favoriten gefunden haben, den Sie regelmäßig üben. Und vielleicht mit etwas mehr Achtsamkeit durch Ihr Leben gehen. Daraus würden dann die ersehnten positiven Früchte erwachsen. Meine besten Wünsche begleiten Sie.

6. Anhang

Zunächst ein Hinweis: Alle Sprechanleitungen (zur Partnerübung, zur Aufnahme Ihrer eigenen Stimme, zum Unterrichten von Schülern) stelle ich Ihnen zum bequemen Ausdruck als PDF bzw. als veränderbare Word-Version zur Verfügung. Die entsprechenden Links finden sich weiter oben bei der jeweiligen Übung. Aber vielleicht möchten Sie hierfür keinen Ausdruck durchführen? Dann finden Sie hier im Anhang zu allen Übungen die Sprechanleitungen noch einmal in der Reihenfolge Ihrer Vorstellung im Buch.

6.1 Sprechanleitung zur Grundübung

Hinweise für den Sprecher: *Die Stimme sollte ruhig und möglichst monoton sein. Drei kurze Punkte bedeuten eine recht kurze Pause, vielleicht 2 Sekunden, der Hinweis »--- kurze Pause ---« ist aber auch nur ein kleines Weilchen länger, ca. 4 Sekunden. Beides kann nach Gefühl variiert werden.*

Willkommen bei unserer ersten Entspannungsübung. Es handelt sich um eine klassische Entspannungstechnik mit den Elementen Muskelanspannung und Entspannung, einer kleinen Körperreise, einer Visualisierungsübung und der anschließenden Vertiefung der Entspannung durch die Konzentration auf den Atem.

--- kurze Pause ---

Bitte legen Sie sich auf den Rücken. Die Unterlage sollte nicht zu weich und trotzdem bequem sein. Bitte tragen Sie lockere Kleidung. Sie sollten während dieser Übung nicht gestört werden und es sollte Ihnen angenehm warm sein.

Die Beine liegen etwas auseinander, Ihre Füße fallen locker nach außen. Die Arme befinden sich etwas abseits vom Körper. Ihre Handflächen zeigen nach oben. Wenn Ihnen das unangenehm ist, können Sie die Hände natürlich auch anders hinlegen.

--- kurze Pause ---

Atmen Sie ganz tief in den Bauch. Beim Einatmen sagen Sie sich »Entspannen« … beim Ausatmen lassen Sie den Körper in den Boden sinken.

--- ca. 15 Sekunden Pause ---

Heben Sie nun ein wenig das rechte Bein und spannen Sie alle Muskeln im Bein an. Die Anspannung sollte fest sein, aber keine Schmerzen verursachen. Halten Sie die Anspannung, fühlen Sie die Spannung im Bein ... und lassen Sie nun das Bein wieder absinken, heben Sie alle Spannungen auf ... spüren Sie, wie sich das gesamte Bein vollkommen entspannt.

--- **kurze Pause** ---

Heben Sie nun das linke Bein ein wenig an und spannen Sie alle Muskeln im Bein an ... halten und fühlen Sie die Spannung im ganzen Bein ... und lassen Sie das Bein wieder runter ... spüren Sie, wie alle Spannungen aus dem Bein entweichen und wie es angenehm schwer wird.

--- **kurze Pause** ---

Nun heben Sie das Becken und spannen Sie die Beckenmuskeln und den unteren Rücken stark an ... fühlen Sie die Spannung ... und lassen Sie das Becken wieder sinken.

--- **kurze Pause** ---

Heben Sie jetzt den Brustkorb etwas hoch, indem Sie den Rücken wölben, und ziehen Sie die Schulterblätter am Rücken zusammen ... spüren Sie die Spannung im Rücken ... und lassen Sie los, kommen Sie mit dem Rücken wieder herunter ... fühlen Sie die Entspannung, auch im unteren Rücken.

--- **kurze Pause** ---

Spannen Sie nun die Bauchmuskeln und die Brustmuskeln an, spannen Sie stark an ... fühlen Sie die Spannung ... und lassen Sie los. Spüren Sie, wie sich Ihr Bauch und Ihre Brust völlig entspannen, spüren Sie, wie die Muskeln herab sinken.

--- **kurze Pause** ---

Nun heben Sie die Arme etwas an, spannen möglichst alle Muskeln in beiden Armen an und ballen die Hände zu Fäusten ... fassen Sie noch etwas fester ... und lassen Sie los. Spüren Sie die angenehme Schwere und Entspannung in den Armen.

--- **kurze Pause** ---

Nun ziehen Sie die Schultern hoch zum Kopf und spannen die Schultermuskeln und die Nackenmuskeln stark an ... fühlen Sie die Spannung in Schultern und Nacken ... und lassen Sie los. Die Schultern fallen wieder herunter, der Nacken fühlt sich völlig entspannt an ... spüren Sie die Entspannung.

--- **kurze Pause** ---

Drehen Sie den Kopf nach rechts, bis Sie auf Widerstand stoßen ... kurz halten ... und nun drehen Sie den Kopf nach links ... kurz halten ... und den Kopf wieder zur Mitte bringen.

--- kurze Pause ---

Ziehen Sie nun das ganze Gesicht zusammen, als ob Sie eine Grimasse schneiden möchten ... alle Gesichtsmuskeln werden zusammengezogen ... fühlen Sie die Anspannung in den Gesichtsmuskeln ... und entspannen Sie das Gesicht ... fühlen Sie die Entspannung und die Durchblutung in den Gesichtsmuskeln.

--- ca. 5 Sekunden Pause ---

Der ganze Körper fühlt sich nun ganz entspannt an. Achten Sie darauf, dass kein Muskel mehr angespannt ist. Gehen Sie kurz mit Ihrer Aufmerksamkeit zu den Füßen ... zu den Händen ... zu den Schultern ... zum Gesicht und zum Kiefer.

--- ca. 5 Sekunden Pause ---

Wir beginnen nun mit einer Reise durch den Körper. Fühlen Sie sich in das jeweilige Körperteil ein und wiederholen Sie geistig 2 bis 3 Mal, dass dieses Körperteil warm und entspannt ist. Ihr Unterbewusstsein wird Sie dadurch bei Ihrer Entspannung kraftvoll unterstützen.

Hinweis an den Sprecher: *Warten Sie nach jeder Anweisung, bis der Übende die Entspannungsformeln im Geiste in Ruhe aussprechen konnte.*

Spüren Sie Ihre Füße und Zehen und sagen Sie sich 3-mal: Meine Füße sind warm und entspannt ...

Spüren Sie Ihre Unterschenkel und sagen Sie sich 3-mal: Meine Unterschenkel sind warm und entspannt ...

Spüren Sie Ihre Knie und sagen Sie sich 3-mal: Meine Knie sind warm und entspannt ... Spüren Sie Ihre Oberschenkel und sagen Sie sich 3-mal: Meine Oberschenkel sind warm und entspannt ...

Spüren Sie Ihr Gesäß und sagen Sie sich: Mein Gesäß ist warm und entspannt ...

Spüren Sie Ihren Rücken und sagen Sie sich 3-mal: Mein Rücken ist warm und entspannt ...

Spüren Sie Ihren Bauch und sagen Sie sich 3-mal: Mein Bauch ist warm und entspannt ...

Spüren Sie Ihre Hände und sagen Sie sich 3-mal: Meine Hände sind warm und entspannt ...

Spüren Sie Ihre Arme und sagen Sie sich 3-mal: Meine Arme sind warm und entspannt ...

Spüren Sie Ihren Nacken und sagen Sie sich 3-mal: Mein Nacken ist warm und entspannt ...

Spüren Sie Ihren Mund und Ihren Kiefer und sagen Sie sich 3-mal: Mein Mund ist warm und entspannt ... spüren Sie Ihre Wangen und sagen Sie sich: Meine Wangen sind ganz warm und entspannt ... spüren Sie Ihre Stirn und sagen Sie sich: Meine Stirn ist ganz entspannt ...

Spüren Sie Ihre Augen und sagen Sie sich 3-mal: Meine Augen sind ganz entspannt ... spüren Sie Ihre Nase und sagen Sie sich 3-mal: Meine Nase ist ganz entspannt ... spüren Sie Ihre Ohren und sagen Sie sich 3-mal: Meine Ohren sind ganz warm und entspannt ...

Spüren Sie Ihren Hinterkopf und sagen Sie sich 3-mal: Mein gesamter Hinterkopf ist ganz entspannt ...

Entspannen Sie nun die ganze Kopfhaut und sagen Sie sich: Mein ganzer Kopf ist angenehm entspannt ...

Bitte prüfen Sie, ob Sie ganz wach und bewusst sind. Sagen Sie sich innerlich: »Ich bin wach und bewusst.«

--- ca. 12 Sekunden Pause ---

Nun reisen wir in das Innere Ihres Körpers. Spüren Sie tief in sich hinein und registrieren Sie alles, was Sie dort empfinden. Dann sagen Sie sich 3-mal kurz die jeweilige Entspannungsformel. Ihr Unterbewusstsein wird die Entspannung weiter vertiefen ...

Spüren Sie in Ihren Unterleib hinein ... sagen Sie sich 3-mal: Mein ganzer Unterleib ist vollkommen entspannt ... spüren Sie in Ihren Bauch hinein ...

Stellen Sie sich den Magen und den Darm vor ... sagen Sie sich 3-mal: Mein gesamter Bauchraum ist vollkommen entspannt ...

Spüren Sie nun in Ihre Lungen hinein ... fühlen Sie Ihr Herz ... sagen Sie sich 3-mal: Meine gesamte Lunge und mein Herz sind vollkommen entspannt ...

Spüren Sie nun in Ihren Hals hinein, spüren Sie Ihre Kehle ... sagen Sie sich 3-mal: Mein gesamter Halsraum ist vollkommen entspannt ... spüren Sie nun in Ihren Kopf hinein, fühlen Sie das Gehirn ... sagen Sie sich 3-mal: Mein Gehirn ist vollkommen entspannt ...

Nun fühlen Sie Ihren ganzen Körper ... sagen Sie sich 3-mal: Mein gesamter Körper ist vollkommen entspannt.

--- ca. 20 Sekunden Pause ---
Bitte achten Sie darauf, dass Sie ganz wach und bewusst sind ... wir machen nun eine kleine Reise zu einem ruhigen See bei herrlich angenehmem Wetter. Stellen Sie sich diesen See vor Ihrem geistigen Auge vor. Sie liegen auf einer Liege mit Blick auf den spiegelglatten See. Es weht kein Lüftchen, vollkommene Ruhe beherrscht diesen Ort ...

Die Aussicht ist weit und klar ... Ihr Geist wird so wie der See ... genießen Sie diese Ruhe, Klarheit und Weite in vollkommener innerer Stille ... Ihr Geist wird dabei immer tiefer entspannen.

--- ca. 1 Minute Pause ---
Stellen Sie sicher, dass Sie ganz wach und bewusst sind. Sagen Sie sich abermals: »Ich bin wach und bewusst.«

--- kurze Pause ---
Wir vertiefen nun noch die Entspannung, indem wir unsere Atemzüge zählen. Bitte lenken Sie Ihre Aufmerksamkeit auf Ihre Bauchdecke ... spüren Sie, wie sich die Bauchdecke beim Einatmen anhebt ... greifen Sie nicht in den Atem ein, sondern lassen Sie den Atem ganz automatisch geschehen ... zählen Sie nun von 18 herunter und genießen Sie anschließend die tiefe innere Stille ... atmen Sie ein und sagen Sie sich innerlich »18«.

--- kurze Pause ---
Atmen Sie aus.

--- kurze Pause ---
Atmen Sie ein und zählen Sie 17.

--- kurze Pause ---
Atmen Sie aus ... zählen Sie so runter bis 1 und spüren Sie ganz bewusst und entspannt in die tiefe Ruhe hinein.

--- ca. 3 Minuten Pause ---
Bleiben Sie noch ein wenig liegen. Atmen Sie etwas tiefer in den Bauch ein. Sagen Sie sich innerlich: »Ich freue mich auf den weiteren Tag. Ich fühle mich voller Energie und Freude.«

--- ca. 12 Sekunden Pause ---
Atmen Sie jetzt ganz tief ein, spüren Sie den Atem im ganzen Körper ... strecken Sie Ihre Arme und Beine aus ... öffnen Sie die Augen.

--- kurze Pause ---
Drehen Sie sich auf die Seite und kommen Sie langsam hoch. Nehmen Sie Ihren entspannten Zustand mit in den weiteren Tag.

6.2 Sprechanleitung zur progressiven Muskelentspannung

Hinweise für den Sprecher: *Die Stimme sollte ruhig und möglichst monoton sein. Drei kurze Punkte bedeuten eine recht kurze Pause, vielleicht 2 Sekunden, der Hinweis „--- kurze Pause ---" ist aber auch nur ein kleines Weilchen länger, ca. 4 Sekunden. Beides kann nach Gefühl variiert werden. Der Übende sollte die Anspannungen durchführen und die jeweiligen inneren Sätze ohne Hast sprechen können.*
Zum Start: Angenehmen Gong ertönen lassen.

Bitte setzen Sie sich auf einen Stuhl. Sie sitzen ganz entspannt. Ihr Rücken lehnt locker an der Lehne des Stuhles. Ihre Haltung ist aufrecht, der Kopf ruht angenehm auf den Schultern. Die Füße stehen sicher und bequem auf dem Boden. Die Hände liegen in Ihrem Schoß.

Oder Sie liegen auf einer bequemen, aber nicht zu weichen Unterlage. Die Beine haben im Falle des Liegens ein wenig Abstand zueinander, die Füße fallen locker nach außen. Die Arme liegen dann etwas abseits vom Körper mit den Handflächen nach oben. Egal ob Sie sitzen oder liegen, Sie lassen sich ganz vertrauensvoll fallen. Kein Muskel ist angespannt ... gehen Sie in Gedanken durch Ihren Körper, spüren Sie jeder Verspannung nach und versuchen Sie sich völlig fallen zu lassen ... korrigieren Sie eventuell noch einmal Ihre Sitz- oder Liege-Position ... ist alles angenehm?

--- 20 Sekunden Pause ---

Atmen Sie einige Male tief ein und aus ... spüren Sie den Atem in die Nase einströmen ... fühlen Sie, wie sich beim Einatmen die Bauchdecke hebt ... bei jedem Ausatmen lassen Sie sich etwas tiefer in die Entspannung fallen.

--- 20 Sekunden Pause ---

Sagen Sie sich: Ich mache jetzt meine Entspannungsübung. Ich bin mit meiner Aufmerksamkeit ganz bei der Übung.

--- 15 Sekunden Pause ---

Jetzt beginnen die Muskelanspannungen und -entspannungen. Bitte bedenken Sie, dass Sie die Muskeln nicht so stark anspannen, dass es weh tut. Sie sollen die Muskeln nur so fest anspannen, dass Sie es als anstrengend empfinden. Gehen Sie mit Ihrer Aufmerksamkeit zu Ihrem rechten

Arm ... wie fühlt sich der rechte Arm im Vergleich zum linken Arm an ... wie fühlt sich die rechte Hand im Vergleich zur linken Hand an?

--- 5 Sekunden Pause ---

Nun ballen Sie Ihre rechte Hand zur Faust und spannen gleichzeitig alle Muskeln des rechten Armes an. Beugen Sie dazu den rechten Arm ein wenig ... halten Sie die Anspannung ... spüren Sie die Anspannung im ganzen Arm. Atmen Sie aber normal weiter.

--- 5 Sekunden Pause ---

Mit der nächsten Ausatmung lösen Sie die Anspannung im rechten Arm und der rechten Hand ... fühlen Sie die fortschreitende Entspannung in Ihrem ganzen Arm und jedem Finger ... genießen Sie den Unterschied zur Phase der Anspannung ... gehen Sie mit Ihrer Aufmerksamkeit durch den ganzen rechten Arm bis in die Fingerspitzen hinein ... was fühlen Sie in der Entspannung? Ein Kribbeln? Wärme? Leichtigkeit? Schwere? Kälte? Es ist auch gut möglich, dass Sie gar nichts fühlen ... Ihr rechter Arm ist jetzt ganz entspannt.

--- 10 Sekunden Pause ---

Gehen Sie nun mit Ihrer Aufmerksamkeit zum linken Arm. Wie fühlt sich dieser im Vergleich zum rechten Arm an?

--- 5 Sekunden Pause ---

Nun ballen Sie die linke Hand zur Faust und spannen gleichzeitig alle Muskeln des linken Armes an. Beugen Sie dazu den Arm ein wenig ... halten Sie die Anspannung ... der Rest des Körpers ist nicht angespannt. Atmen Sie normal weiter.

--- 5 Sekunden Pause ---

Mit der nächsten Ausatmung lösen Sie die Anspannung in Arm und Hand ... fühlen Sie die fortschreitende Entspannung in Ihrem ganzen Arm und den Fingern ... erfreuen Sie sich am Unterschied zur Phase der Anspannung ... gehen Sie mit Ihrer Aufmerksamkeit durch den ganzen linken Arm bis in die Fingerkuppen hinein ... fühlen Sie die tiefe Ruhe, die sich in Ihrem linken Arm ausbreitet ... beide Arme sind jetzt ganz entspannt.

--- 10 Sekunden Pause ---

Wandern Sie nun mit Ihrer Aufmerksamkeit zum Kopf ... spüren Sie einige Atemzüge in Ihr Gesicht hinein.

--- 10 Sekunden Pause ---

Fühlen Sie Stirn ... Kopfhaut ... Nase ... Wangen ... Lippen ... Zähne ... Kiefer.

--- 5 Sekunden Pause ---

Nun spannen Sie Ihr ganzes Gesicht an: Runzeln Sie die Stirn, kneifen Sie die Augen zusammen, krümmen Sie die Nase, ziehen Sie den Mund auseinander und drücken Sie die Zähne aufeinander ... halten Sie Anspannung im ganzen Gesicht ... spüren Sie in die Anspannung hinein.

--- 5 Sekunden Pause ---

Mit der nächsten Ausatmung entspannen Sie Ihr ganzes Gesicht ... Ihre Stirn ... Ihre Nase ... Ihre Lippen ... Ihren Unterkiefer ... spüren Sie, wie sich die Entspannung im ganzen Gesicht ausbreitet ... Ihr Gesicht ist frisch durchblutet und vitalisiert ... fühlen Sie, wie sich auch die ganze Kopfhaut entspannt ... Ihr ganzer Kopf ist vollkommen entspannt.

--- 10 Sekunden Pause ---

Sie können nun mit Ihrer Aufmerksamkeit abwärts zu Nacken, Schultern und Brust wandern ... spüren Sie hier schon Entspannung oder können Sie irgendwo noch Verspannungen ausmachen? Wie verhält sich dieser Bereich zu den schon entspannten Armen oder dem Gesicht? Fühlen Sie hier Unterschiede zwischen den Körperregionen?

--- 5 Sekunden Pause ---

Drehen Sie den Kopf nun nach rechts bis Sie ein Ziehen im Nacken spüren und neigen Sie das Kinn zur Schulter ... spüren Sie die Anspannung in Hals und Nacken ... halten Sie die Anspannung.

--- 5-10 Sekunden Pause ---

Mit dem nächsten Ausatmen kommen Sie langsam mit dem Kopf wieder zur Mitte zurück ... verweilen Sie hier einen Moment.

--- 5 Sekunden Pause ---

Nun drehen Sie den Kopf ganz nach links und neigen wieder das Kinn zur Schulter ... halten und erspüren Sie die Anspannung.

--- 5-10 Sekunden Pause ---

Kommen Sie langsam mit dem Kopf wieder zur Mitte zurück ... die Entspannung strömt in Ihren Hals und Nacken ... fühlen Sie das sich ausbreitende, angenehme Gefühl.

--- 10 Sekunden Pause ---

Jetzt kommen wir zu Schulter und Brust ... ziehen Sie Ihre Schultern nach unten und hinten und spannen Sie gleichzeitig Schultermuskulatur und Brustmuskulatur an ... halten Sie die Anspannung, strengen Sie sich ruhig ein wenig an.

--- 5-10 Sekunden Pause ---

Dann lassen Sie wieder los und entspannen Sie Schulter- und Brustbereich ... lassen Sie die Schultern einfach fallen ... wandern Sie mit Ihrer Aufmerksamkeit durch Ihre rechte Schulter ... zu Ihrer linken Schulter ... zu Ihrer Brust ... fühlen Sie das wohlige Gefühl der Entspannung ... vertiefen Sie die Entspannung mit jedem Ausatmen.

--- 10 Sekunden Pause ---

Nun gehen Sie weiter zum Rücken ... fühlen Sie die Wirbelsäule ... spüren Sie die Rückenwirbel ... versuchen Sie auch den unteren Rückenbereich zu erspüren.

--- 5 Sekunden Pause ---

Nun ziehen Sie kräftig die Schulterblätter zurück, bis ein Hohlkreuz entsteht, spannen den Rücken an und übertragen die Anspannung auch auf den unteren Rücken und den Bauch ... halten Sie die Anspannung kräftig ... merken Sie, dass die Anspannung beim Einatmen größer ist als beim Ausatmen?

--- 5-10 Sekunden Pause ---

Dann entspannen Sie wieder Rücken und Bauch ... genießen Sie das wohlige Gefühl ... bleiben Sie achtsam ... wandern Sie konzentriert mit Ihrer Aufmerksamkeit durch Ihre Rücken- und Bauchregion und erspüren Sie, ob sich noch irgendwo Anspannung finden lässt ... mit jedem Ausatmen vertieft sich die Entspannung.

--- 10 Sekunden Pause ---

Nun wandern Sie weiter runter zum Gesäß und zum Becken. Wandern Sie fühlend durch diesen Bereich.

--- 5 Sekunden Pause ---

Dann spannen Sie kräftig Ihre Gesäß- und Beckenmuskeln an ... spannen Sie auch Ihren Schließmuskel an. Halten Sie die Anspannung.

--- 5-10 Sekunden Pause ---

Dann lassen Sie los ... entspannen Sie Ihr gesamtes Gesäß und Ihr Becken ... was fühlen Sie, wenn sich dieser Bereich wieder im Fluss befindet? Lösen Sie auch noch die letzte Anspannung auf ... entspannen Sie mit jeder Ausatmung etwas tiefer.

--- 10 Sekunden Pause ---

Wandern Sie nun mit Ihrer Aufmerksamkeit zu Ihren Beinen und Füßen. Spüren Sie zunächst wieder, wie sich Ihre Beine und Füße anfühlen ... vergleichen Sie das rechte Bein mit dem Linken. Lassen sich Unterschiede feststellen? ... Gehen Sie mit Ihrem Vergleich runter bis zu den Fußsohlen.

--- 5 Sekunden Pause ---

Dann beginnen Sie mit der Anspannung wieder im rechten Bein und Fuß. Spannen Sie Ihren rechten Oberschenkel stark an, Ihren Unterschenkel und möglichst umfassend auch Ihren rechten Fuß. Dazu krümmen Sie Ihre Zehen nach vorne und pressen den Fuß in den Boden. Je nachdem, ob Sie sitzen oder liegen, müssen Sie das etwas unterschiedlich ausführen. Wichtig ist nur, dass auch Ihr kompletter Fuß stark angespannt ist ... halten Sie die Anspannung ... lassen Sie die Anspannung mit der nächsten Ausatmung komplett los ... wandern Sie geistig vom Oberschenkel bis zu den Fußspitzen und lassen Sie jede Anspannung los ... Ihr rechtes Bein wird ganz schwer und sinkt bei jeder Ausatmung etwas tiefer.

--- 10 Sekunden Pause ---

Nun spannen Sie Ihr gesamtes linkes Bein an ... den linken Oberschenkel, Unterschenkel ... krümmen Sie die Füße ... halten und spüren Sie die Anspannung.

--- 10 Sekunden Pause ---

Lösen Sie die Anspannung mit der nächsten Ausatmung wieder völlig auf ... in Ihrem linken Bein breitet sich eine angenehme Entspannung aus ... Ihr linkes Bein ist bis in die Fußspitzen hinein wohlig warm und schwer ... mit jeder Ausatmung vertieft sich dieses Gefühl.

--- 10 Sekunden Pause ---

Ihr ganzer Körper ist nun vollkommen entspannt ... mit jeder Ausatmung gleiten Sie tiefer in die Entspannung hinein ... spüren Sie diesem wohligen Gefühl nach ... in Ihren Füßen ... Ihren Unterschenkeln ... Ihren Oberschenkeln ... Ihrem Gesäß ... dem Beckenbereich ... dem Bauch ... dem Rücken ... den Händen ... den Unterarmen ... den Oberarmen ... der Brust ... der Schulter ... dem Nacken ... dem Hinterkopf ... der Stirn ... den Augen ... der Nase ... den Lippen ... der Kieferpartie ...

Fühlen Sie nun Ihren ganzen Körper in tiefer Entspannung ... bleiben Sie aufmerksam für alles, was in das Feld Ihres Gewahrseins tritt, seien es Gedanken, Gefühle oder Körperempfindungen ... verweilen Sie mit Ihrer Aufmerksamkeit ganz im Hier und Jetzt und genießen Sie diesen angenehmen Zustand.

--- 3 Minuten Pause ---

Sanften Gong ertönen lassen.

Die Übung ist nun zu Ende. Kommen Sie langsam wieder in Ihrem Körper an ... atmen Sie etwas tiefer ein ... fangen Sie an, Ihre Arme und Beine zu strecken ... sagen Sie sich: »Ich bin nun wieder ganz erfrischt und erholt und freue mich auf den weiteren Tag.«

6.3 Sprechanleitung zur 10-Minuten-Kurzentspannung

Hinweise für den Sprecher: *Die Stimme sollte ruhig und möglichst monoton sein. Drei kurze Punkte bedeuten eine recht kurze Pause, der Hinweis „--- kurze Pause ---" ist aber auch nur ein kleines Weilchen länger. Beides kann nach Gefühl variiert werden. Der Übende sollte die Anspannungen durchführen und die jeweiligen inneren Sätze ohne Hast sprechen können.*
Zum Start: Sanften Gong ertönen lassen.

Willkommen bei der Kurzentspannung. Es handelt sich um eine klassische Entspannungstechnik mit den Elementen Muskelanspannung und Entspannung, Körpersuggestion und Stille. Die Dauer beträgt 10 Minuten.

---- kurze Pause ---

Bitte legen Sie sich auf den Rücken. Die Unterlage sollte nicht zu weich und trotzdem bequem sein. Bitte tragen Sie lockere Kleidung. Sie sollten während dieser Übung nicht gestört werden und es sollte Ihnen angenehm warm sein.

--- kurze Pause ---

Die Beine liegen etwas auseinander, Ihre Füße fallen locker nach außen. Die Arme befinden sich etwas abseits vom Körper. Ihre Handflächen zeigen nach oben.

--- kurze Pause ---

Heben Sie nun das rechte Beine etwas vom Boden ab und spannen Sie alle Muskeln in dem Bein kräftig an ... halten Sie die Spannung ... und lassen Sie das Bein wieder herab ... Heben Sie nun das linke Beine etwas vom Boden ab und spannen Sie alle Muskeln in dem Bein kräftig an ... halten Sie die Spannung ... und lassen Sie das Bein wieder herab ... Fühlen Sie, wie sich Ihre Beine entspannen.

--- kurze Pause ---

Heben Sie nun Ihr Gesäß an und spannen Sie es kräftig an ... und lassen Sie es wieder herunter ... entspannen Sie alle Muskeln.

--- kurze Pause ---

Drücken Sie den unteren Rücken auf den Boden und spannen Sie den Bauch an ... und lassen Sie wieder locker.

--- kurze Pause ---

Spannen Sie nun den gesamten Brustkorb an und drücken Sie die Schultern hinunter ... und lassen Sie wieder locker ... fühlen Sie die Entspannung.

--- **kurze Pause** ---

Heben Sie jetzt beide Arme etwas vom Boden ab, ballen Sie die Hände zu Fäusten und spannen Sie alle Muskeln in beiden Armen an ... halten Sie die Spannung ... und lassen Sie die Arme wieder herunter ... entspannen Sie Arme und Hände.

--- **kurze Pause** ---

Drehen Sie den Kopf ganz nach links ... wieder zur Mitte ... ganz nach rechts ... und wieder zur Mitte.

--- **kurze Pause** ---

Spannen Sie nun das ganze Gesicht an, indem Sie es zur Mitte ziehen ... spannen Sie alle Gesichtsmuskeln an ... und lassen Sie alle Muskeln wieder los ... strecken Sie nun die Zunge raus und öffnen Sie die Augen weit ... und wieder locker lassen, Mund und Augen schließen ... fühlen Sie die Entspannung im Gesicht.

--- **kurze Pause** ---

Überprüfen Sie noch einmal Ihre Lage, die Beine fallen locker nach außen, die Arme liegen etwas abseits vom Körper ...

Hinweis an den Sprecher: *Die Pausen hier so lange halten, dass der Übende im Geiste die Formeln in aller Ruhe aufsagen kann.*

Wandern Sie nun mit Ihrer Aufmerksamkeit durch den Körper und sprechen Sie 1-mal die jeweilige Entspannungsformel. Beginnen Sie bei den Füßen ... sagen Sie sich: meine Füße sind ganz entspannt ... gehen Sie weiter zu den Waden und sagen Sie sich: meine Waden sind ganz entspannt ... weiter zu den Oberschenkeln und sagen Sie sich: Meine Oberschenkel sind ganz entspannt ... wandern Sie weiter zu Gesäß und Becken und sagen Sie sich: mein Gesäß und mein Becken sind ganz entspannt ... spüren Sie Ihren Rücken und sagen Sie sich: mein ganzer Rücken ist vollkommen entspannt ... fühlen Sie Bauch und Brust und sagen Sie sich: mein ganzer Bauchraum und meine Brust sind vollkommen entspannt ...

Wandern Sie weiter mit Ihrer Aufmerksamkeit in die Arme und sagen Sie sich: Meine Hände und Arme sind vollkommen entspannt ... gehen Sie hoch in die Schultern und weiter zum Nacken und sagen Sie innerlich: meine Schultern und mein Nacken sind ganz entspannt ...

Gehen Sie hoch zum Kopf, spüren Sie die Kopfhaut ... die Stirn ... das ganze Gesicht ... Sagen Sie sich: mein gesamter Kopf ist ganz entspannt.

--- kurze Pause ---

Mein ganzer Körper ist vollkommen entspannt ... ich bin vollkommen entspannt ... achten Sie nun auf Ihren Atem und spüren Sie, wie der Atem durch die Nase einströmt ... fühlen Sie, wie sich Ihr Bauch beim Einatmen anhebt und beim Ausatmen senkt ... zählen Sie nun Ihre Atemzüge rückwärts von 10 bis 0, jeder vollständige Atemzug zählt 1 ... seien Sie währenddessen mit Ihrer Aufmerksamkeit ganz beim Atem ... beginnen Sie jetzt mit 10.

--- 1 Minute Pause ---

Beenden Sie nun das Zählen ... wir begeben uns auf eine Reise zu einem spiegelglatten Bergsee ... es herrscht herrlich angenehmes Wetter. Stellen Sie sich diesen See vor Ihrem geistigen Auge vor. Sie liegen auf einer Liege mit Blick auf den völlig ruhigen See. Es weht kein Lüftchen, vollkommene Stille beherrscht diesen Ort ... die Aussicht ist weit und klar ... Ihr Geist wird so, wie der See ... genießen Sie diese Ruhe, Klarheit und Weite in innerer Stille ... Ihr Geist wird dabei immer tiefer versinken.

--- Pause bis 9:45 ---

Sanften Gong ertönen lassen.

Kommen Sie langsam wieder in Ihren Körper zurück ... vertiefen Sie Ihren Atem ... recken und strecken Sie Ihre Glieder ... drehen Sie sich auf eine Seite und setzen Sie sich auf ... genießen Sie noch einen Moment das angenehme Gefühl der Ruhe und freuen Sie sich auf den weiteren Tag.

6.4 Sprechanleitung zum autogenen Training

Hinweise für den Sprecher: *Die Stimme sollte ruhig und möglichst monoton sein. Drei kurze Punkte bedeuten eine recht kurze Pause, vielleicht 2 Sekunden, der Hinweis „--- kurze Pause ---" ist aber auch nur ein kleines Weilchen länger, ca. 4 Sekunden. Beides kann nach Gefühl variiert werden.*
Zum Start: Sanften Gong ertönen lassen.

Bitte begeben Sie sich in Ihre bevorzugte Position für das autogene Training. Wenn Sie im Sitzen üben, achten Sie darauf, dass die Oberschenkel senkrecht zum Boden und die Beine leicht gespreizt sind. Die Unterarme ruhen locker auf den Oberschenkeln ... wenn Sie im Liegen üben, sind Ihre Beine etwas geöffnet, die Fußspitzen fallen locker nach außen. Die Arme liegen etwas abseits vom Körper.

Spüren Sie Ihren Atem ... achten Sie darauf, wie sich beim Einatmen Ihre Bauchdecke hebt und wie sich beim Ausatmen die Bauchdecke senkt.

--- kurze Pause ---

Sagen Sie sich 5-mal innerlich: Ich bin ganz ruhig.

--- Pause, bis das innerlich gesprochen wurde ---

Sie spüren eine immer tiefere Entspannung ... korrigieren Sie noch einmal Ihre Haltung ... wir kommen nun zur ersten Übung, der Schwere-Übung.

Fühlen Sie Ihren rechten Arm ... spüren Sie den Kontakt mit dem Oberschenkel oder mit dem Fußboden ... sagen Sie sich ganz ruhig innerlich 5-mal die Formel: Mein rechter Arm ist ganz schwer.

--- Pause, bis das gesprochen worden ist ---

Gehen Sie mit Ihrer Aufmerksamkeit zum linken Arm ... spüren Sie Ihren linken Arm ... fühlen Sie den Kontakt mit dem Oberschenkel oder Ihrer Übungsunterlage ... sprechen Sie 5-mal innerlich: Mein linker Arm ist ganz schwer.

--- Pause, bis das gesprochen worden ist ---

Spüren Sie nun die Schwere in beiden Armen ... sagen Sie sich: Beide Arme sind ganz schwer.

--- 15 Sekunden Pause ---

Gehen Sie nun mit Ihrer Aufmerksamkeit zum rechten Bein ... spüren Sie das ganze rechte Bein ... den rechten Fuß ... sagen Sie sich 5-mal innerlich: Mein rechtes Bein ist ganz schwer.

--- Pause, bis das gesprochen worden ist ---

Wandern Sie weiter in Ihr linkes Bein ... wandern Sie mit Ihrer Aufmerksamkeit durch das linke Bein vom Oberschenkel bis in den Fuß ... sprechen Sie 5-mal innerlich: Mein linkes Bein ist ganz schwer.

--- **Pause, bis das gesprochen worden ist** ---

Spüren Sie nun die Schwere in beiden Beinen ... sagen Sie sich: Beide Beine sind ganz schwer.

--- **15 Sekunden Pause** ---

Stellen Sie sich vor, wie Ihr Körper mit jedem Ausatmen immer tiefer in den Boden sinkt ... Ihr ganzer Körper wird immer schwerer.

--- **ca. 15 Sekunden Pause** ---

Wir kommen nun zur Wärmeübung. Gehen Sie mit Ihrer Aufmerksamkeit bitte wieder zum rechten Arm ... spüren Sie den Arm in tiefer Entspannung ... fühlen Sie in Ihre rechte Hand ... Sie können sich auch Sonnenstrahlen vorstellen, welche die Hand erwärmen ... wiederholen Sie innerlich 5-mal: Mein rechter Arm und meine rechte Hand sind ganz warm.

--- **Pause, bis das gesprochen worden ist** ---

Wandern Sie mit dem Feld Ihrer Achtsamkeit weiter zum linken Arm ... spüren Sie auch diesen Arm in tiefer Entspannung ... fühlen Sie die warme linke Hand, aufgewärmt von wohligen Sonnenstrahlen ... sprechen Sie 5-mal: Mein linker Arm ist ganz warm.

--- **Pause, bis das gesprochen worden ist** ---

Spüren Sie nun die Wärme in beiden Armen und Händen ... sagen Sie sich: Beide Arme und Hände sind ganz warm.

--- **15 Sekunden Pause** ---

Gehen Sie nun mit Ihrer Achtsamkeit bitte runter in Ihr rechtes Bein ... auch das rechte Bein ist bereits tief entspannt ... fühlen Sie Ihren rechten Fuß ... auch dieser ist angenehm warm ... wärmende Strahlen scheinen auf Fuß und Bein ... sprechen Sie 5-mal: Mein rechtes Bein und mein rechter Fuß sind ganz warm.

--- **Pause, bis das gesprochen worden ist** ---

Wandern Sie mit Ihrer Aufmerksamkeit bitte zum linken Bein ... spüren Sie in das Bein hinein ... spüren Sie Ihren warmen linken Fuß ... Sonnenstrahlen erwärmen Ihr linkes Bein und Ihren linken Fuß ... wiederholen Sie 5-mal: Mein linkes Bein und mein linker Fuß sind ganz warm.

--- **Pause, bis das gesprochen worden ist** ---

Spüren Sie nun die Wärme in beiden Beinen und Füßen ... sagen Sie sich: Beide Beine und beide Füße sind ganz warm.

--- 15 Sekunden Pause ---

Ihr ganzer Körper ist jetzt mollig warm. Stellen Sie sich zusätzlich vor, wie Sie in einer Sauna sitzen oder an einem warmen Sommertag am Strand liegen.

--- ca. 20 Sekunden Pause ---

Gehen Sie mit Ihrer Achtsamkeit nun zum Atem ... beobachten Sie, wie der Atem in Ihren Körper ein- und ausströmt, aber ohne den Atem willentlich zu beeinflussen ... spüren Sie das Gefühl an der Bauchdecke ... wiederholen Sie 5-mal: Mein Atem ist ganz ruhig.

--- Pause, bis das gesprochen worden ist ---

Genießen Sie noch einen Moment Ihren wunderbar ruhigen Atem.

--- 15 Sekunden Pause ---

Spüren Sie nun zu Ihrem Herzen oder zur Mitte Ihrer Brust hin.

--- 5 Sekunden Pause ---

Können Sie irgendwo im Körper Ihren Puls wahrnehmen?

--- 10 Sekunden Pause ---

Bitte achten Sie auf Ihren Herzschlag, ohne diesen willentlich zu beeinflussen. Sprechen Sie 5-mal innerlich: Mein Herz ist ganz ruhig, mein Puls schlägt langsam und gleichmäßig.

--- Pause, bis das gesprochen worden ist ---

Wenn Sie möchten, stellen Sie sich vor, wie eine liebevolle Hand auf Ihrem Herzen ruht.

--- 15 Sekunden Pause ---

Wandern Sie nun mit Ihrer Aufmerksamkeit zum Bauchraum ... spüren Sie die Bauchdecke ... spüren Sie tief in den Bauch hinein ... wenn Sie möchten, stellen Sie sich eine Wärmflasche auf dem Bauch vor.

--- 10 Sekunden Pause ---

Erweitern Sie Ihre Wahrnehmung noch auf den Beckenbereich ... wiederholen Sie nun 5-mal innerlich: Mein Bauch ist warm und entspannt.

--- Pause, bis das gesprochen worden ist ---

Genießen Sie Ihren warmen und entspannten Bauchraum.

--- 15 Sekunden Pause ---

Gehen Sie nun mit Ihrer Aufmerksamkeit zum Kopf ... spüren Sie die warme Kopfhaut ... nur Ihre Stirn ist angenehm kühl ... stellen Sie sich vielleicht eine kühle Kompresse auf der Stirn vor ... sagen Sie sich 5-mal in Gedanken: Meine Stirn ist angenehm kühl.

--- Pause, bis das gesprochen worden ist ---

Seien Sie ganz im Hier und Jetzt ... spüren Sie Ihren ganzen Körper ... sagen Sie sich 5-mal: Ich bin vollkommen ruhig.

--- Pause, bis das gesprochen worden ist ---

Genießen Sie die tiefe Entspannung für die nächsten 3 Minuten in vollkommener Stille.

--- 3 Minuten Pause ---

Sanften Gong ertönen lassen.

Atmen Sie wieder etwas tiefer in den Körper hinein ... strecken Sie Ihre Arme und Beine ein wenig aus ... ballen Sie die Hände zur Faust ... öffnen Sie die Hände wieder ... öffnen Sie langsam die Augen ... genießen Sie noch einen Moment die tiefe Ruhe ... sagen Sie sich: Ich bin hellwach und aufmerksam ... gehen Sie langsam wieder in den Alltag hinein.

6.5 Sprechanleitung zur Atembeobachtung

Hinweise für den Sprecher: *Die Stimme sollte ruhig und möglichst monoton sein. Drei kurze Punkte bedeuten eine recht kurze Pause, vielleicht 2 Sekunden, der Hinweis „--- kurze Pause ---" ist aber auch nur ein kleines Weilchen länger, ca. 4 Sekunden. Beides kann nach Gefühl variiert werden. Der Übende sollte die Anspannungen durchführen und die jeweiligen inneren Sätze ohne Hast sprechen können.*
Zum Start: Sanften Gong ertönen lassen.

Willkommen bei der Übung zur Atembeobachtung. Die Konzentration auf den Atem wird schon seit Tausenden von Jahren genutzt, um den Strom der Gedanken zur Ruhe zu bringen und inneren Frieden zu erlangen.

--- kurze Pause ---

Bitte setzen Sie sich aufrecht hin oder legen Sie sich auf den Rücken. Die Unterlage sollte nicht zu weich und trotzdem bequem sein. Bitte tragen Sie lockere Kleidung, in der Ihnen angenehm warm ist.

--- kurze Pause ---

Begeben Sie sich nun mit Ihrer Achtsamkeit zum Atem ... fühlen Sie, wie Ihr Atem durch die Nase eintritt ... spüren Sie, wo der Atem hinströmt ... das Heben der Bauchdecke ... fühlen Sie den Atem im Brustkorb ... spüren Sie den Atem in den Flanken ... bitte folgen Sie mit Ihrer Aufmerksamkeit weiter dem Atem.

--- 30 Sekunden Pause ---

Der Atem ist das wichtigste Element, welches uns mit dem Außen verbindet ... entsprechend bedeutungsvoll ist er für unser Leben ... die Konzentration auf den Atem, ohne dessen bewusste Beeinflussung, ist eine altbewährte spirituelle Übung.

--- 15 Sekunden Pause ---

Es ist egal, ob Sie den Atem in der Nase, im Brustkorb oder im Bauch beobachten ... nehmen Sie den Atem dort wahr, wo Sie ihn am direktesten spüren ... wichtig ist nur, dass Sie den Atem nicht beeinflussen oder über ihn nachdenken ... versuchen Sie, mit der Empfindung des Atems in möglichst direkten Kontakt zu kommen ... reiten Sie mit Ihrer Aufmerksamkeit auf den Wellen des Atems.

--- 15 Sekunden Pause ---

Ihre Achtsamkeit sollte ganz entspannt erfolgen, gleichzeitig aber auch so konzentriert wie möglich sein ... je konzentrierter Sie wahrnehmen, umso tiefer wirkt diese Übung.

--- 1 Minute Pause ---

Wie bei allen Menschen werden auch Sie feststellen, dass Ihre Aufmerksamkeit immer mal wieder von Gedanken oder Gefühlen davon getragen wird ... wenn Sie dies feststellen, führen Sie Ihre Aufmerksamkeit einfach sanft wieder zur Atmung zurück, ohne daraus ein Problem zu machen ... einfach ganz sachte wieder zur Atmung zurückkehren ... Seien Sie ganz anwesend während des gesamten Einatmens, während der gesamten Länge des Ausatmens und der Pause dazwischen ... beobachten Sie von Augenblick zu Augenblick während der nächsten Minuten in Stille.

--- 4 Minuten Pause ---

Stellen Sie sicher, dass Sie wach und bewusst sind. Falls Ihre Aufmerksamkeit vom Atem abschweift, führen Sie diese einfach sanft und freundlich dorthin zurück.

--- Pause bis 14.30 ---

Sanften Gong ertönen lassen.

Kommen Sie langsam wieder in Ihren Körper zurück ... vertiefen Sie Ihren Atem ... recken und strecken Sie Ihre Glieder ... drehen Sie sich auf eine Seite und setzen Sie sich auf ... genießen Sie noch einen Moment das angenehme Gefühl der Ruhe und freuen Sie sich auf den weiteren Tag.

6.6 Sprechanleitung zur Körperreise

Hinweise für den Sprecher: *Die Stimme sollte ruhig und möglichst monoton sein. Drei kurze Punkte bedeuten eine recht kurze Pause, vielleicht 2 Sekunden, der Hinweis „ --- kurze Pause --- " ist aber auch nur ein kleines Weilchen länger, ca. 4 Sekunden. Beides kann nach Gefühl variiert werden. Der Übende sollte die Anspannungen durchführen und die jeweiligen inneren Sätze ohne Hast sprechen können.*

Zum Start: Angenehmen Gong ertönen lassen.

Willkommen bei der Reise durch den Körper. Wir wandern nun gemeinsam mit Ihrer Achtsamkeit durch den ganzen Körper und nehmen dabei den Atem zur Hilfe.

--- kurze Pause ---

Bitte legen Sie sich auf den Rücken. Die Unterlage sollte nicht zu weich und trotzdem bequem sein. Bitte tragen Sie lockere Kleidung, in der Ihnen angenehm warm ist. Wenn Sie mögen, breiten Sie eine Decke über sich aus.

--- kurze Pause ---

Die Beine liegen etwas auseinander, Ihre Füße fallen locker nach außen. Die Arme befinden sich etwas abseits vom Körper. Ihre Handflächen zeigen nach oben ... schließen Sie die Augen.

--- kurze Pause ---

Sinn dieser Übung ist es, alle Empfindungen und Gefühle des Körpers mit einer wachsamen und annehmenden Haltung zu erkunden. Diese Übung ermöglicht es, in einen Zustand tiefer Entspannung zu gelangen und einige Zeit in diesem Zustand zu verweilen. Versuchen Sie nicht, diese tiefe Entspannung mithilfe von Anstrengung zu erreichen, das führt nur zum Gegenteil. Nehmen Sie lieber von Augenblick zu Augenblick die Empfindungen wahr, die Sie auf Ihrer Reise durch Ihren Körper fühlen. Ohne diese Empfindungen verändern zu wollen.

Atmen Sie während der Übung möglichst gleichmäßig und tief in den Bauch, wenn möglich durch die Nase. Bleiben Sie wach und aufmerksam.

--- kurze Pause ---

Heben Sie nun das rechte Bein etwas vom Boden ab und spannen Sie alle Muskeln in dem Bein kräftig an ... halten Sie die Spannung ... und lassen Sie das Bein wieder herab ... heben Sie nun das linke Bein etwas vom Boden ab und spannen Sie alle Muskeln in dem linken Bein kräftig an ... halten Sie die Spannung ... und lassen Sie das Bein wieder herab ... fühlen Sie, wie sich Ihre Beine entspannen.

--- kurze Pause ---

Heben Sie nun Ihr Gesäß an und spannen Sie es kräftig an ... und lassen Sie es wieder herunter ... entspannen Sie alle Muskeln.

--- kurze Pause ---

Drücken Sie den unteren Rücken auf den Boden und spannen Sie den Bauch an ... und lassen Sie wieder locker.

--- kurze Pause ---

Spannen Sie nun den gesamten Brustkorb an und drücken Sie die Schultern hinunter ... und lassen Sie wieder locker ... fühlen Sie die Entspannung.

--- kurze Pause ---

Heben Sie jetzt beide Arme etwas vom Boden ab, ballen Sie die Hände zu Fäusten und spannen Sie alle Muskeln in beiden Armen an ... halten Sie die Spannung ... und lassen Sie die Arme wieder herunter ... entspannen Sie Arme und Hände.

--- kurze Pause ---

Drehen Sie den Kopf ganz nach links ... halten ... wieder zur Mitte ... ganz nach rechts ... halten ... und wieder zur Mitte.

--- kurze Pause ---

Spannen Sie nun das ganze Gesicht an, indem Sie es zur Mitte ziehen ... spannen Sie alle Gesichtsmuskeln an ... und lassen Sie alle Muskeln wieder los ... strecken Sie nun die Zunge raus und öffnen Sie die Augen weit ... und wieder locker lassen, Mund und Augen schließen ... fühlen Sie die Entspannung im Gesicht.

--- kurze Pause ---

Überprüfen Sie noch einmal Ihre Haltung ... ist alles bequem? ... Wenn nötig, korrigieren Sie Ihre Haltung noch ein wenig.

--- kurze Pause ---

Spüren Sie die Berührung des Körpers mit dem Boden ... nehmen Sie gesamte Kontaktfläche wahr ... sinken Sie mit jeder Ausatmung etwas tiefer in den Boden.

--- 20 Sekunden Pause ---

Kommen Sie mit Ihrer Aufmerksamkeit nun zum Atem. Nehmen Sie den Atem wahr, wie er in Ihren Körper ein und wieder hinaus fließt ... ohne den Atem zu beeinflussen ... gehen Sie nun zur Bauchdecke ... fühlen

Sie, wie sich die Bauchdecke beim Einatmen ausdehnt ... und beim Ausatmen wieder einzieht.

--- 20 Sekunden Pause ---

Gehen Sie mit Ihrer Aufmerksamkeit nun zu den Zehen Ihres rechten Fußes. Spüren Sie nacheinander alle 5 Zehen Ihres rechten Fußes ... nehmen Sie alle Empfindungen wahr, die Sie dort bemerken, doch versuchen Sie keine der Empfindungen zu verändern ... vielleicht spüren Sie ein Prickeln, Wärme, Kälte oder ein Kribbeln ... es ist auch vollkommen in Ordnung, wenn Sie gar nichts empfinden ... wichtig ist allein die Qualität Ihrer Achtsamkeit.

--- 10 Sekunden Pause ---

Atmen Sie in Gedanken in Ihre Zehen ... was empfinden Sie nun?

--- 20 Sekunden Pause ---

Gehen Sie nun zu Ihrer Fußsohle ... dem Fußrücken ... nehmen Sie alle Empfindungen wahr ... gehen Sie zur Ferse ... fühlen Sie den Kontakt mit dem Boden ... spüren Sie durch den ganzen Fuß.

--- 10 Sekunden Pause ---

Gehen Sie nun zum Fußgelenk.

--- 10 Sekunden Pause ---

Wandern Sie weiter zur Wade ... nehmen Sie die Vorderseite und die Hinterseite wahr ... spüren Sie den Kontakt mit dem Boden ... spüren Sie auch in die Tiefe Ihres Unterschenkels ... nehmen Sie einfach nur alles wahr, was Sie dort vorfinden, ohne etwas zu beeinflussen.

--- 20 Sekunden Pause ---

Gehen Sie weiter zum Knie ... die Kniekehle ... die Kniescheibe ... das Innere des Knies.

--- 20 Sekunden Pause ---

Wandern Sie weiter zum Oberschenkel ... spüren Sie den ganzen Oberschenkel vom Knie bis zur Leiste ... die Empfindungen der Haut des Oberschenkels ... und die Empfindungen in der Tiefe des Oberschenkels.

--- 10 Sekunden Pause ---

Gehen Sie hoch bis zur rechten Hüfte ... wandern Sie rüber zur linken Seite der Hüfte ... und gehen Sie nun weiter zum linken Oberschenkel ... spüren Sie die Haut des Oberschenkels ... die Berührung mit der Kleidung oder der Decke ... das Innere des linken Oberschenkels.

--- 20 Sekunden Pause ---

Stellen Sie sicher, dass Sie ganz wach sind ... gehen Sie weiter mit Ihrer Aufmerksamkeit zum linken Knie ... spüren Sie die Kniescheibe ... die Kniekehle ... seien Sie offen für alle Empfindungen aus dem Knie.

--- **15 Sekunden Pause** ---

Weiter geht es zum linken Unterschenkel ... senden Sie Ihren Atem in den Unterschenkel ... spüren Sie die Muskeln Ihrer Wade ... stellen Sie einfach nur fest, was Sie in Ihrer Wade empfinden.

--- **15 Sekunden Pause** ---

Wandern Sie tiefer zum Fußgelenk ... der Ferse ... spüren Sie den Kontakt der Ferse mit dem Boden ... gehen Sie rüber zum Fußrücken ... zur Fußsohle ... zu den Zehen ... spüren Sie auch den Raum zwischen den Zehen ... spüren Sie den ganzen Fuß ... vielleicht empfinden Sie den Pulsschlag im Fuß ... atmen Sie in den Fuß hinein.

--- **15 Sekunden Pause** ---

Gehen Sie nun langsam mit Ihrer Aufmerksamkeit Ihr linkes Bein wieder hoch ... wandern Sie zu Ihrem Gesäß ... spüren Sie den Druck vom Gesäß auf den Boden.

--- **10 Sekunden Pause** ---

Spüren Sie Ihre Geschlechtsorgane.

--- **5 Sekunden Pause** ---

Gehen Sie weiter zum Becken ... spüren Sie in den Beckenraum hinein ... nehmen Sie die Atmung im Beckenraum wahr.

--- **15 Sekunden Pause** ---

Gehen Sie hoch zum Steißbein ... zum unteren Rücken ... welche Empfindungen können Sie hier wahrnehmen ... atmen Sie in diesen Bereich hinein ... fühlt sich das angenehm an? ... Lassen Sie alles, wie es ist ... nehmen Sie nur wahr.

--- **20 Sekunden Pause** ---

Stellen Sie sicher, dass Sie ganz wach sind ... wandern Sie ein wenig den Rücken hinauf ... bis zur Mitte des Rückens ... nehmen Sie dort alle Empfindungen wahr ... wandern Sie weiter zum oberen Rücken ... den beiden Schulterblättern ... nehmen Sie nun den ganzen Rücken wahr ... den Kontakt Ihres Rückens mit dem Boden ... atmen Sie in Ihren ganzen Rücken.

--- **20 Sekunden Pause** ---

Gehen Sie wieder runter zu Ihrem Bauch ... spüren Sie die Bewegungen der Bauchdecke beim Atmen.

--- 10 Sekunden Pause ---
Spüren Sie tiefer in den Bauch hinein ... können Sie vielleicht Verdauungstätigkeiten wahrnehmen ... spüren Sie zum Magen hin ... versuchen Sie, alle Empfindungen in Ihrem Bauch wahrzunehmen.
--- 20 Sekunden Pause ---
Gehen Sie höher zur Brust ... spüren Sie die Kleidung auf der Brust ... fühlen Sie die Bewegungen des Brustkorbs während des Atmens ... spüren Sie die Rippen ... das Innere des Brustkorbs.
--- 10 Sekunden Pause ---
Spüren Sie weiter zum Herzen hin ... nehmen Sie alle Empfindungen wahr ... vielleicht sind hier Spannungen ... vielleicht spüren Sie den Herzschlag?
--- 10 Sekunden Pause ---
Gehen Sie weiter zu Ihren Schultern ... wandern Sie runter zur rechten Hand ... zum rechten Daumen ... Zeigefinger ... Mittelfinger ... Ringfinger ... kleiner Finger ... alle 5 Finger zusammen ... der Handrücken ... die Handfläche ... die ganze Hand ... atmen Sie in die rechte Hand.
--- 10 Sekunden Pause ---
Gehen Sie höher zum rechten Handgelenk ... zum Unterarm ... dem Ellenbogen ... dem Oberarm ... spüren Sie den ganzen Arm ... atmen Sie in Ihren rechten Arm hinein.
--- 20 Sekunden Pause ---
Wandern Sie mit Ihrer Achtsamkeit rüber zur linken Hand ... zum linken Daumen ... Zeigefinger ... Mittelfinger ... Ringfinger ... kleiner Finger ... alle 5 Finger zusammen ... der Handrücken ... die Handfläche ... die ganze Hand ... atmen Sie in die linke Hand.
--- 10 Sekunden Pause ---
Gehen Sie höher zum Handgelenk ... zum Unterarm ... dem Ellenbogen ... dem Oberarm ... spüren Sie den ganzen Arm ... atmen Sie in Ihren linken Arm hinein.
--- 20 Sekunden Pause ---
Seien Sie ganz wachsam ... spüren Sie in Ihre Schultern ... gehen Sie weiter zum Nacken ... spüren Sie hier vielleicht Spannungen?
--- 20 Sekunden Pause ---
Gehen Sie mit Ihrer Achtsamkeit durch den Hals ... die Kehle ... und weiter bis zu Ihrem Gesicht ... dem Kiefer ... den Wangen ... den Lippen ... dem Inneren des Mundes ... Ihre Zunge ... die Nase ... spüren Sie den

Atem sanft in die Nase einströmen ... fühlen Sie Ihre Ohren ... spüren Sie in das Innere der Ohren.

--- 10 Sekunden Pause ---

Gehen Sie mit Ihrer Aufmerksamkeit zu den Augen, den Augenliedern ... dem Inneren der Augen ... wandern Sie weiter zur Stirn ... den Schläfen ... finden sich hier Spannungen? ... Schauen Sie alles an, was bei der Wahrnehmung der Schläfen in Ihnen hochkommt.

--- 10 Sekunden Pause ---

Spüren Sie Ihr ganzes Gesicht ... empfinden Sie die Entspannung in Ihrem Gesicht ... streifen Sie weiter zur Kopfhaut ... dem Inneren des Kopfes ... spüren Sie den ganzen Kopf.

--- 20 Sekunden Pause ---

Gehen Sie nun zum Scheitelpunkt Ihres Kopfes ... zur Mitte und höchsten Stelle Ihres Körpers ... stellen Sie sich in Gedanken vor, wie sich hier langsam eine Öffnung bildet ... lassen Sie mit Ihrer Vorstellungskraft den Atem in diese Öffnung einströmen.

--- kurze Pause ---

Lassen Sie den Atem von dort oben weiter durch den ganzen Körper strömen ... und atmen Sie durch die Fußsohlen wieder aus ... dann ziehen Sie die Luft durch die Fußsohlen wieder ein ... lassen den Atem durch den ganzen Körper nach oben strömen ... und atmen durch die Öffnung im Scheitelpunkt Ihres Kopfes wieder aus ... atmen Sie nun einige Male so hin und her durch Ihren Körper ... vom Scheitelpunkt bis zu den Fußsohlen und wieder zurück von den Fußsohlen bis zum Scheitelpunkt ... wandern Sie so mit Ihrem Atem durch Ihren ganzen Körper.

--- 40 Sekunden Pause ---

Spüren Sie für die verbleibende Zeit einfach Ihren ganzen Körper ... empfinden Sie Ihr reines Bewusstsein ... fühlen Sie die Verbundenheit mit allem, was existiert ... nehmen Sie einfach nur wahr, was sich in das Feld Ihres Gewahrseins schiebt ... seien es Gedanken, Gefühle oder andere Empfindungen im Körper ... genießen Sie die tiefe Entspannung ... lassen Sie alles so sein, wie es ist.

--- 2 Minuten Pause ---

Sanften Gong ertönen lassen.

Kommen Sie langsam wieder in Ihren Körper zurück ... vertiefen Sie Ihren Atem ... recken und strecken Sie Ihre Glieder ... genießen Sie noch

einen Moment das angenehme Gefühl der Ruhe und freuen Sie sich auf den weiteren Tag.
--- 40 Sekunden Pause ---
Drehen Sie sich auf eine Seite und setzen Sie sich auf.

6.7 Sprechanleitung zur yogischen Tiefenentspannung/Yoga Nidra

Hinweise für den Sprecher: *Die Stimme sollte ruhig und möglichst monoton sein. Drei kurze Punkte bedeuten eine recht kurze Pause, vielleicht 2 Sekunden, der Hinweis „--- kurze Pause ---" ist aber auch nur ein kleines Weilchen länger, ca. 4 Sekunden. Beides kann nach Gefühl variiert werden. Der Übende sollte die Anweisungen ruhig durchführen können.*

Zum Start: Sanften Gong ertönen lassen.

Bitte legen Sie sich auf den Rücken. Die Unterlage sollte nicht zu weich und trotzdem bequem sein. Bitte tragen Sie lockere Kleidung. Sie sollten während dieser Übung nicht gestört werden und es sollte Ihnen angenehm warm sein. Wenn Sie mögen, breiten Sie eine Decke über sich aus.

Die Beine liegen etwas auseinander, Ihre Füße fallen locker nach außen. Die Arme befinden sich etwas abseits vom Körper. Ihre Handflächen zeigen nach oben ... alternativ können Sie die Hände auch auf die Brust legen. Schließen Sie die Augen.

Richten Sie noch einmal Ihre Lage aus, sodass Sie bequem und unbedrängt liegen. Sagen Sie sich innerlich: "Ich bin während der ganzen Übung wach und bewusst." Wiederholen Sie das einige Male.

--- 10 Sekunden Pause ---

Werden Sie ruhig und friedlich. Stellen Sie sich vor, dass sich mit dem Einatmen Ruhe im ganzen Körper ausbreitet. Mit dem Ausatmen sagen Sie sich „loslassen".

--- 15 Sekunden Pause ---

Achten Sie jetzt auf Geräusche in Ihrer Umgebung, ohne dass Sie über diese Geräusche nachdenken ... zuerst achten Sie auf Geräusche aus der ferneren Umgebung ... jetzt auf Geräusche hier im Zimmer.

--- 10 Sekunden Pause ---

Stellen Sie sich geistig den Raum vor, in dem Sie gerade liegen ... stellen Sie sich die Decke vor, die Wände, die Türen, die Fenster und den Fußboden ... sehen Sie sich selbst hier im Zimmer liegen, visualisieren Sie Ihren eigenen, liegenden Körper.

--- 10 Sekunden Pause ---

Nehmen Sie nun die Stellen wahr, an denen der Körper den Untergrund berührt.
--- 10 Sekunden Pause ---
Wandern Sie mit der Aufmerksamkeit zum Atem, ohne ihn zu verändern ... nehmen Sie den Atem einfach nur wahr ... in der Nase ... im Brustraum ... an der Bauchdecke.
--- 10 Sekunden Pause ---
Jetzt kommt der Moment, in dem Sie einen Entschluss fassen können ... es sollte ein sehr einfacher Entschluss sein ... vielleicht kommt ganz von selbst ein Entschluss aus Ihrem Unbewussten hervor ... sprechen Sie den Entschluss 3-mal innerlich vor sich hin ... er wird durch die weitere Übung tief im Unbewussten verankert.
--- 10 Sekunden Pause ---
Lassen Sie nun die Wahrnehmung relativ rasch von einem Körperteil zum nächsten wandern. Benennen Sie im Geiste das jeweilige Körperteil und spüren Sie gleichzeitig hin ...

Bewegen Sie Ihre Wahrnehmung zur rechten Hand ... zum rechten Daumen ... Zeigefinger ... Mittelfinger ... Ringfinger ... kleiner Finger ... alle fünf Finger zusammen ... Handrücken ... Handfläche ... die ganze rechte Hand ... Handgelenk ... Unterarm ... Ellenbogen ... Oberarm ... Schulter ... rechte Achselhöhle ... rechte Taille ... rechte Hüfte ... rechter Oberschenkel ... Knie ... Unterschenkel ... Fußgelenk ... rechte Ferse ... Fußsohle ... Fußrücken ... großer Zeh ... zweiter Zeh ... dritter Zeh ... vierter Zeh ... kleiner Zeh ... alle 5 Zehen zusammen ... der ganze rechte Fuß ... die ganze rechte Körperseite ... die ganze rechte Körperseite ...

Tragen Sie nun die Wahrnehmung zur linken Hand ... zum linken Daumen ... Zeigefinger ... Mittelfinger ... Ringfinger ... kleiner Finger ... alle fünf Finger zusammen ... Handrücken ... Handfläche ... die ganze linke Hand ... Handgelenk ... Unterarm ... Ellenbogen ... Oberarm ... Schulter ... linke Achselhöhle ... linke Taille ... linke Hüfte ... linker Oberschenkel ... Knie ... Unterschenkel ... Fußgelenk ... linke Ferse ... Fußsohle ... Fußrücken ... großer Zeh ... zweiter Zeh ... dritter Zeh ... vierter Zeh ... kleiner Zeh ... alle 5 Zehen zusammen ... der ganze linke Fuß ... die ganze linke Körperseite ... die ganze linke Körperseite ...

Gehen Sie nun zur Rückseite des Körpers ... zur rechten Gesäßhälfte ... zur linken Gesäßhälfte ... das ganze Gesäß ... der untere Rücken ... der mittlere Rücken ... der obere Rücken ... die Wirbelsäule ... das rechte

Schulterblatt ... das linke Schulterblatt ... der ganze Rücken ... der ganze Rücken ... der Nacken ... der Hinterkopf ... der Scheitelpunkt des Kopfes ... die ganze Rückseite des Körpers ... die ganze Rückseite des Körpers ...

Wandern Sie weiter zur Stirn ... zur rechten Augenbraue ... zur linken Augenbraue ... zum Punkt zwischen den Augenbrauen ... rechtes Auge ... linkes Auge ... rechte Wange ... rechtes Ohr ... linke Wange ... linkes Ohr ... rechtes Nasenloch ... linkes Nasenloch ... die Nasenspitze ... die ganze Nase ... die ganze Nase ... Oberlippe ... Unterlippe ... Zähne ... Zunge ... Mundinnenraum ... Kinn ... Hals ... rechte Brust ... linke Brust ... Bauch ... Unterleib ... die ganze Vorderseite des Körpers ... die ganze Vorderseite des Körpers ...

Nehmen Sie nun die großen Körperteile wahr ... rechter Arm ... linker Arm ... beide Arme zusammen ... rechtes Bein ... linkes Bein ... beide Beine zusammen ... das Gesäß ... der Rumpf ... der ganze Kopf ... der ganze Körper ... der ganze Körper ... nehmen Sie den Raum wahr, der vom Körper ausgefüllt wird ... nehmen Sie nun wieder den Körper wahr ... und nun wieder den Raum, den der Körper ausfüllt ... nehmen Sie wahr, wo der Körper die Unterlage berührt ... den Hinterkopf in Verbindung zur Unterlage ... Schulterblätter in Verbindung zur Unterlage ... die Ellbogen und die Unterlage ... die Handrücken und die Unterlage ... das Gesäß und die Unterlage ... die Waden und die Unterlage ... die Fersen und die Unterlage ...

Nehmen Sie gleichzeitig alle Punkte wahr, an denen der Körper den Fußboden berührt ...

Wandern Sie mit der Aufmerksamkeit zu den Augenlidern ... fühlen Sie die schmale Linie zwischen dem oberen und dem unteren Lid ... nehmen Sie wahr, wie sich beide berühren ... gehen Sie nun weiter zu den Lippen ... spüren Sie den Zwischenraum zwischen den Lippen ...

Nehmen Sie wieder den Atem wahr ... fühlen Sie, wie der Atem in die Nase einfließt, wie sich die Bauchdecke hebt ... und wie der Atem wieder herausfließt, wie sich die Bauchdecke dabei senkt ... ändern Sie nichts am Atem, lassen Sie ihn einfach geschehen ...

Stellen Sie sicher, dass Sie wach sind ... sagen Sie sich innerlich: "Ich bin ganz wach" ...

Gehen Sie wieder zum Bauchnabel und fühlen Sie hier den Atem ... und nun beginnen Sie die Atemzüge rückwärts zu zählen ... zählen Sie von 27 bis 0 ... ein kompletter Atemzug zählt 1 ... also 27, der Nabel hebt sich

... 27, der Nabel senkt sich ... 26, der Nabel hebt sich ... 26, der Nabel senkt sich ... zählen Sie jetzt bitte von selbst weiter ... falls Sie einen Fehler machen, fangen Sie einfach bei 27 wieder an ...
--- Pause für 4 Minuten und 30 Sekunden, bzw. bis Sie runter gezählt haben ---
Beenden Sie nun das Zählen ... erwecken Sie geistig das Gefühl von Schwere im Körper ... der Körper ist so schwer, dass er immer tiefer in die Unterlage sinkt ... spüren Sie die Schwere im ganzen Körper ... schwer ... schwer ...

Erwecken Sie in allen Teilen Ihres Körpers ein Gefühl von Leichtigkeit, von Schwerelosigkeit ... Ihr Körper ist ganz leicht, er scheint über dem Boden zu schweben ... leicht ... leicht ...

Erwecken Sie das Gefühl von Schwere im Körper ... der Körper ist so schwer, dass er immer tiefer in die Unterlage sinkt ... spüren Sie die Schwere im ganzen Körper ... schwer ... schwer ...

Erwecken Sie in allen Teilen Ihres Körpers ein Gefühl von Leichtigkeit, von Schwerelosigkeit ... Ihr Körper ist ganz leicht, er scheint über dem Boden zu schweben ... leicht ... leicht ...

Erwecken Sie ein Gefühl von Kälte im Körper ... stellen Sie sich vor, Sie liegen nackt im Schnee ... Ihr ganzer Körper ist eiskalt ... kalt ... kalt ...

Erwecken Sie ein Gefühl von Hitze im Körper ... stellen Sie sich vor, Sie befinden sich in der Sauna oder in der Wüste ... Ihr ganzer Körper ist feurig heiß ... heiß ... heiß ...

Erwecken Sie ein Gefühl von Kälte im Körper ... stellen Sie sich vor, Sie liegen nackt im Schnee ... Ihr ganzer Körper ist eiskalt ... kalt ... kalt ...

Erwecken Sie ein Gefühl von Hitze im Körper ... stellen Sie sich vor, Sie befinden sich in der Sauna oder in der Wüste ... Ihr ganzer Körper ist feurig heiß ... heiß ... heiß ...

Ziehen Sie nun Ihre Sinne zurück und konzentrieren Sie sich auf den Raum, den Sie hinter Ihren geschlossenen Augen sehen können ... dieser Raum wird Chidakasch genannt ... nehmen Sie diesen Raum immer deutlicher wahr ... ein unendlich großer Raum, unendlich weit ... unendlich tief ... unendlich breit ... schauen Sie genau hin, aber lassen Sie sich nicht ablenken ... schauen Sie so hin, als wenn Sie sich einen Film ansehen ... bleiben Sie achtsam und fahren Sie fort ...

Stellen Sie sich nun in diesem Raum einen See vor, der in den Bergen liegt ... der See ist von hohen Fichten umsäumt ... die Sonne scheint und es ist angenehm warm ... am Rande des Sees findet sich eine weite Grasfläche ... auf dieser Grasfläche gehen Sie spazieren ... spüren Sie das weiche, moosige Gras unter Ihren nackten Füßen ... hören Sie das Zwitschern der Vögel ... sehen Sie die Blumen am Rande des Sees ... riechen Sie den lieblichen Duft dieser Blumen ... mit dem nächsten Atemzug ziehen Sie diesen lieblichen Duft in sich hinein ... der Blumenduft breitet sich in Ihrem ganzen Körper aus ... schauen Sie nun über den See ... der See ist spiegelglatt, kein Windhauch bewegt die Oberfläche ... genießen Sie die Betrachtung dieses Sees ...

--- 30 Sekunden Pause ---

Kommen Sie nun zurück zu Chidakasch, dem dunklen Raum, den Sie mit geschlossenen Augen sehen ... bleiben Sie noch einen Moment in diesem Raum ... ruhen Sie sich in diesem Raum aus ... betrachten Sie alle Farben und Muster, die auftreten ...

Erinnern Sie sich jetzt wieder Ihres Entschlusses vom Anfang ... wiederholen Sie diesen Entschluss noch 3-mal in tiefer Überzeugung ... Sie pflanzen Ihren Entschluss damit in ein wohlvorbereitetes Feld ...

--- 10 Sekunden Pause ---

Kommen Sie langsam wieder in Ihren Körper zurück ... vertiefen Sie Ihren Atem ... mit jedem Atemzug kommt mehr Frische in Ihren Körper ... recken und strecken Sie Ihre Glieder ... genießen Sie noch einen Moment das angenehme Gefühl der Ruhe und freuen Sie sich auf den weiteren Tag ...

Drehen Sie sich auf eine Seite und setzen Sie sich langsam auf.

6.8 Sprechanleitung zur Meditation

Hinweise für den Sprecher: *Die Stimme sollte ruhig und möglichst monoton sein. Drei kurze Punkte bedeuten eine recht kurze Pause, vielleicht 2 Sekunden, der Hinweis „--- kurze Pause ---" ist aber auch nur ein kleines Weilchen länger, ca. 4 Sekunden. Beides kann variiert werden.*

Bitte begeben Sie sich an einen ruhigen Ort, an dem Sie nicht gestört werden ... dies ist eine Zeit des reinen Daseins ... 30 Minuten der Meditation ... des reinen Nicht-Tuns ... bitte seien Sie während dieser Zeit ganz anwesend ... lassen Sie alle kommenden Geschehnisse des Tages außen vor ... je konzentrierter Sie im Hier und Jetzt sind, umso wirkungsvoller ist diese Übung.

Setzen Sie sich nun bitte auf den Boden. Nehmen Sie ein Kissen oder ein Bänckchen zur Unterstützung ... sitzen Sie so aufrecht und so bequem wie möglich ... schließen Sie sanft die Augen ... lassen Sie die Augen auch hinter den geschlossenen Augenlidern weich werden ... erlauben Sie den Schultern, nach hinten und unten zu sinken ... lösen Sie die Spannungen im Unterkiefer ... entspannen Sie den ganzen Körper ... sinken Sie in Ihre Sitzposition hinein ... spüren Sie Ihre Hände ... kommen Sie immer weiter zur Ruhe.

--- kurze Pause ---

Gehen Sie nun mit Ihrer Achtsamkeit zum Atem ... lassen Sie die Atmung einfach geschehen ... Sie müssen nicht in die Atmung eingreifen ... konzentrieren Sie sich auf den Atem, wie er ein- und ausströmt ... nehmen Sie die Atmung einfach nur wahr.

--- Pause bis 3 Minuten ---

Spüren Sie das Anheben der Bauchdecke beim Einatmen ... und das Senken der Bauchdecke beim Ausatmen ... spüren Sie, wie der Atem in die Nase einströmt ... Ihren Brustraum ausfüllt ... und wieder durch die Nase ausströmt ... bleiben Sie mit Ihrer Aufmerksamkeit dort, wo Sie den Atem am besten spüren ... Sie müssen nicht über den Atem nachdenken ... seien Sie nur ganz bei der Empfindung des Atems.

--- Pause bis 5 Minuten ---

Wenn Sie bemerken, dass Sie mit Ihrer Achtsamkeit nicht mehr voll beim Atem sind, kommen Sie einfach sachte wieder zum Atem zurück, ohne sich über das Abschweifen zu ärgern ... fast alle Menschen schweifen immer wieder zu den Gedanken ab ... kommen Sie einfach jedes Mal wieder zur reinen Empfindung des Atems zurück ... von Moment zu Moment.

--- Pause bis 8 Minuten ---

Immer wenn Sie feststellen, dass Sie mit Ihrer Aufmerksamkeit in Gedanken abgetrieben sind, kommen Sie sanft wieder zum Atem zurück.

--- Pause bis 10 Minuten ---

Es kann sein, dass sich Ihr Körper während der Meditation stark in Ihr Bewusstsein schiebt, es kann eine innere Unruhe aufkommen. Bitte bleiben Sie dann weiterhin mit Ihrer Aufmerksamkeit beim Atem. Versuchen Sie aber, Ihre Achtsamkeit über den Atem auszudehnen und beziehen Sie Ihren ganzen Körper mit ein.

--- kurze Pause ---

Wenn Sie Spannungen oder Schmerzen im Körper empfinden, versuchen Sie geistig, den Atem dort hinzulenken ... Seien Sie ganz achtsam in Bezug auf diese Stelle, seien Sie jeder Empfindung gleichgültig gegenüber, nichts erreichen wollen, nur da sein ... eventuell ertragen Sie den Schmerz nun viel leichter ... oder er löst sich von alleine auf ... seien Sie sich Ihrer körperlichen Reaktionen ganz bewusst.

--- kurze Pause ---

Wenn es Ihnen aber zu unangenehm wird, dann versuchen Sie, Ihre Lage durch eine Veränderung der Sitzhaltung zu verbessern. Machen Sie dies dann so bewusst wie möglich.

--- kurze Pause ---

Und lenken Sie Ihre Achtsamkeit wieder auf den Atem.

--- Pause bis 15 Minuten ---

Seien Sie ganz entspannt ... halten Sie Ihre Aufmerksamkeit sanft auf den Atem oder den Körper gerichtet.

--- Pause bis 17 Minuten ---

Dehnen Sie Ihre Aufmerksamkeit nun etwas weiter aus und achten Sie auch auf Geräusche ... Geräusche aus der Umgebung oder aus Ihrem Körper ... nehmen Sie diese Geräusche einfach nur wahr ... denken Sie nicht darüber nach ... identifizieren Sie die Geräusche nicht ... lehnen Sie die Geräusche nicht ab ... einfach nur wahrnehmen ... achten Sie auch auf die Stille zwischen den Geräuschen.

--- Pause bis 20 Minuten ---

Immer wenn Sie merken, dass Sie abgelenkt sind, kommen Sie mit Ihrer Achtsamkeit ins Hier und Jetzt zurück.

--- Pause bis 21 Minuten ---
Wenn Sie möchten, können Sie nun Ihre Achtsamkeit auf Ihre Gedanken richten ... lassen Sie alle anderen Dinge wie den Atem, den Körper oder die Geräusche verklingen und seien Sie so achtsam wie möglich bei Ihren Gedanken ... versuchen Sie zu bemerken, wann ein Gedanke beginnt ... bleiben Sie dann bei sich und beobachten Sie den Gedanken ... vielleicht erkennen Sie sogar, wie der Gedanke wieder verschwindet.

--- kurze Pause ---
Wenn Sie merken, dass Sie mit Ihren Gedanken mitgetrieben sind und nicht mehr im Hier und Jetzt verweilen, kommen Sie mit Ihrer Aufmerksamkeit wieder sanft zum Atem zurück ... versuchen Sie danach erneut, Ihre Gedanken zu beobachten.

--- Pause bis 25 Minuten ---
Für die letzten 5 Minuten dieser Meditation lassen Sie alle Meditationsobjekte fallen und verweilen weiter im Hier und Jetzt ... seien Sie wachsam für alles, was auftaucht ... seien Sie auch wachsam für die Stille ... nehmen Sie alle Gefühle, Empfindungen, Gedanken, Geräusche oder den Atem wahr ... üben Sie die Beobachterposition ... alles kommt und geht ... verankern Sie sich aber im Hier und Jetzt ... vielleicht ist es Ihnen in dieser Zeit möglich, tiefere Erkenntnisse zur Natur unseres Daseins zu gewinnen.

--- Pause bis 29:30 Minuten ---
Atmen Sie nun wieder tief in den Körper hinein ... mit jedem Atemzug kommt wieder mehr Frische in den Körper ... fangen Sie langsam an, sich zu bewegen ... kommen Sie behutsam zurück in den Tag.

Die Prophezeiung von Tandoran
Verwundete Welt
Peter Bödeker

Spannung, Fantasy und Yogaphilosophie verwoben in einem Lesevergnügen, das von der ersten bis zur letzten Seite fesselt

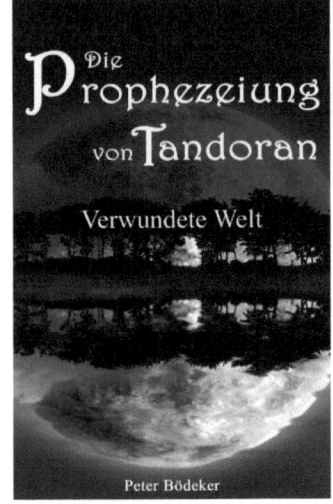

Tandoran ist eine Welt, in der die geheimnisvollen Kräfte östlicher Weisheitslehren zur Normalität gehören. Schon Kinder lernen den Umgang mit der Lebensenergie des Yogas in der Schule.

Dieses Paradies wird bedroht. Finstere Mächte und das rätselhafte Absterben der Pflanzen treiben die Bewohner zur Verzweiflung.

In dieser verfahrenen Situation taucht in der Schule der tausend Lichter eine mysteriöse Prophezeiung auf. Das Kind der zwei Welten soll zur Rettung Tandorans das Gefäß des Lichts finden. Dazu müssen vier zunächst unerklärliche Aufgaben erfüllt werden. Großmeister Allando reist mit seinem Meisterschüler zur Erde, um Jason Lazar auf die sterbende Welt zu holen.

Auszüge aus den Rezensionen:

- "Eine Geschichte, in die ich sehr gerne eingetaucht bin, die mich sehr gefesselt und gepackt hat."
- "... spannende und tief greifende Geschichte."
- "... Weisheiten lassen das Erlebte tief im Herzen widerhallen."
- "Tolle durchgängige Story mit hohem Suchtfaktor."
- "Packendes Abenteuer mit tieferem Sinn."